Christine Li

Chinesische Heilmittel

Krankheiten und Beschwerden lindern mit Methoden der traditionellen chinesischen Medizin. Die besten Tees und Rezepturen aus Heilpflanzen und -kräutern – einfach zu Hause anzuwenden

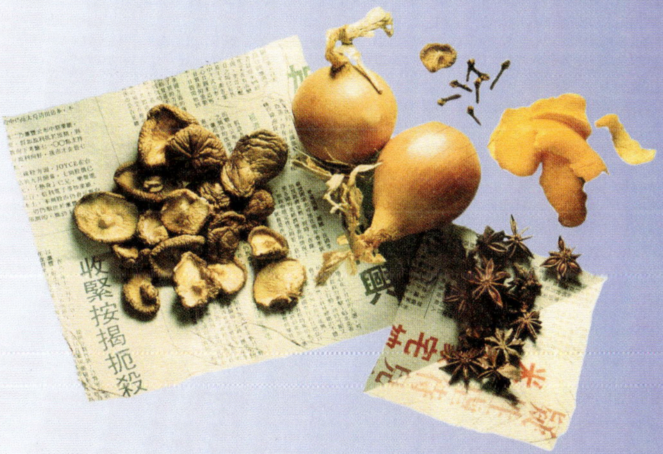

LUDWIG

Inhalt

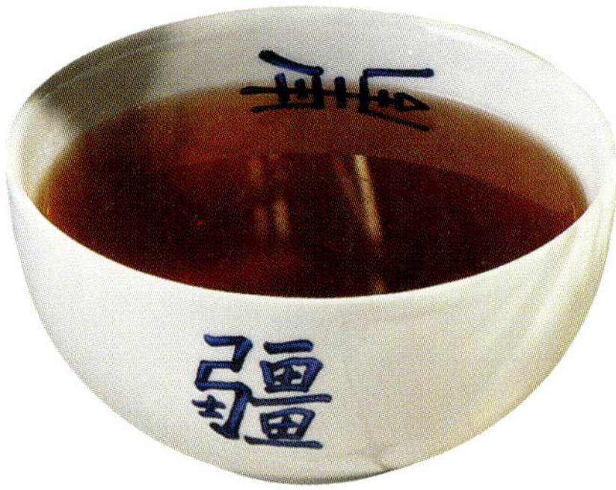

Tee – ein Klassiker in der Heiltradition Chinas.

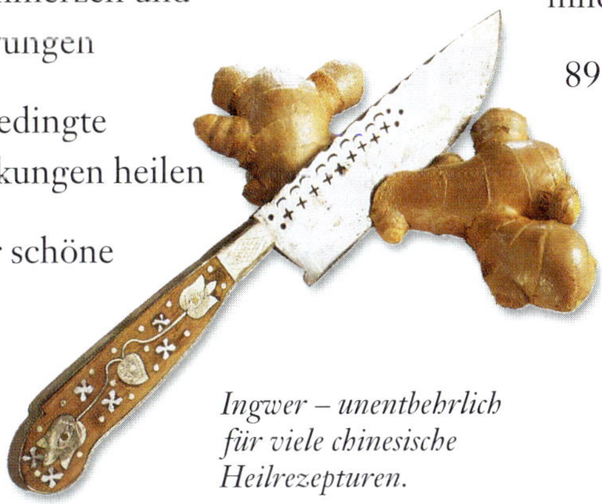

Ingwer – unentbehrlich für viele chinesische Heilrezepturen.

Heilen zu Hause

Nichts beschäftigt die Chinesen mehr als ihre Gesundheit. Deshalb gehen sie aber noch lange nicht gern zum Arzt. Ehe sie sich zu einem Arztbesuch entschließen, kurieren sie sich erst einmal selbst. Dafür verwenden sie einfache Hausmittel, die in jeder Familie von Generation zu Generation weitergegeben werden. Auch unter Freunden, ja selbst unter flüchtigen Bekannten werden gern Rezepte und Ratschläge für Gesundheit und Fitness ausgetauscht. Diese Hausmittel sind oft verblüffend wirksam.

Nur wenn die traditionellen Mittel aus der Hausapotheke nicht helfen, suchen Chinesen Hilfe bei Spezialisten der traditionellen chinesischen Medizin oder der westlichen Schulmedizin.

Auf die Stimme des Körpers hören

Chinesen werden oft dafür bewundert, dass sie auch in Stresssituationen ihre Leistungsfähigkeit und ihre innere Ausgeglichenheit bewahren – was sich letztendlich auch in ihrem jugendlichen Aussehen niederschlägt. Wer meint, dies alles läge an besonderer Selbstbeherrschung und Disziplin, irrt sich gewaltig. Chinesen bleiben deshalb so leistungsfähig und ausgeglichen, weil sie ihre Gesundheit äußerst wichtig nehmen. Sie essen regelmäßig und ruhen sich aus, wenn sie ermüdet sind. Vor allem aber kümmern sie sich um jede noch so kleine Störung ihrer Gesundheit sofort.

Vorbeugen ist Programm

Erstens können auch kleine Wehwehchen das Wohlbefinden und die Leistungsfähigkeit empfindlich stören. Und zweitens können sie der Beginn einer langwierigen und schweren Erkrankung sein. Eine Grundregel der chinesischen Medizin lautet daher: »Der überlegene Heiler behandelt Krankheiten, ehe sie wirklich ausbrechen.« Das bedeutet, Prophylaxe ist die oberste Prämisse. Zunächst wird versucht, mit Hilfe von Hausmitteln bei den ersten Anzeichen sofort zu handeln und damit dem Ausbruch einer Krankheit vorzubeugen.

Aus dem alten China zu Ihnen nach Hause

Genau dasselbe können auch Sie tun. Nehmen Sie Ihre kleinen und großen Beschwerden ernst, und behandeln Sie sie rechtzeitig – ehe vielleicht etwas Gravierendes daraus wird. Die besten chinesischen Hausmittel und Ratschläge sind in diesem Ratgeber für Sie vereint. Hinzu kommen Rezepte aus uralten Heilbüchern von chinesischen Trödelmärkten und aus den kaiserlichen Bibliotheken.

Sie werden erkennen, dass die chinesische Medizin in Einklang mit der Natur funktioniert und dass durch sie lediglich die Kräfte geweckt werden, die in Ihrem eigenen Körper schlummern.

Professionellen Rat einholen

Sollte Ihre Selbstbehandlung einmal wirkungslos bleiben, wenden Sie sich, wie die Chinesen, an Spezialisten der traditionellen chinesischen Medizin (TCM). Sie können selbstverständlich auch jederzeit einen Arzt der modernen westlichen Medizin aufsuchen. Die traditionelle chinesische Medizin ist, genauso wie die westliche Schulmedizin, ein eigenes Hochschulstudium, für das es in China spezielle Universitäten gibt. Leider sind viele Behandler, deutsche und chinesische gleichermaßen, oft nicht entsprechend qualifiziert. Scheuen Sie sich nicht, genauer nachzufragen. Es geht um Ihre Gesundheit!

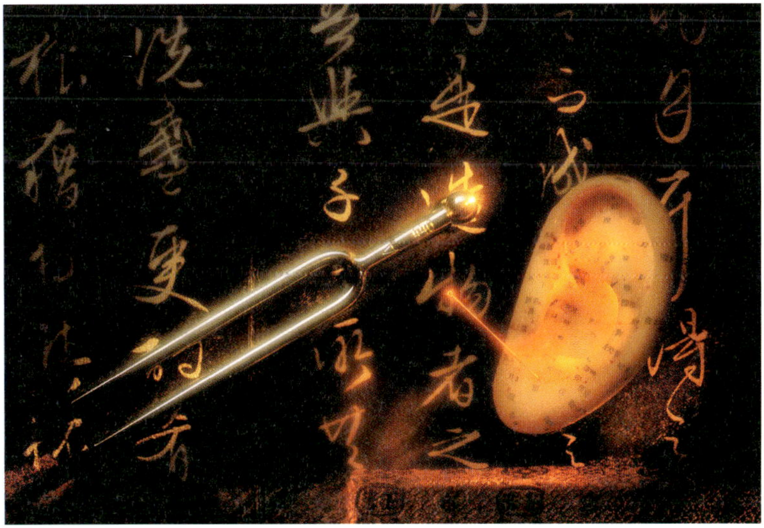

Die chinesische Medizin ist das Ergebnis einer jahrtausendealten Erfahrungsheilkunde, die von ständiger Forschung begleitet wurde und wird.

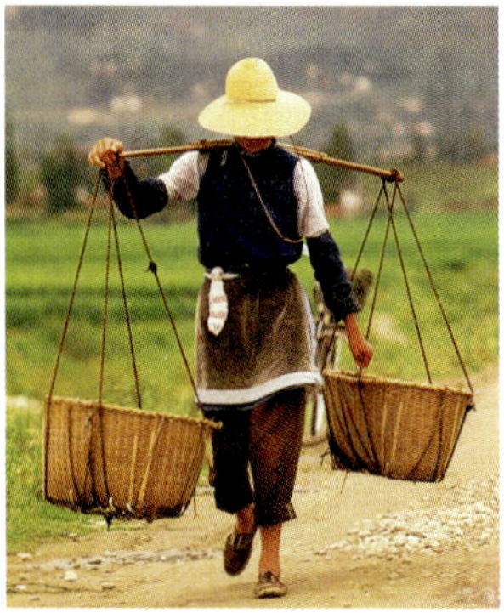

Die beiden Urkräfte Yin und Yang müssen in Balance zueinander stehen.

Traditionelle chinesische Medizin

Das Dao

Chinesische Medizin hat viel mit chinesischer Philosophie zu tun. Alles Lebendige gehorcht den Gesetzen der Natur. Die Chinesen sprechen nicht von Naturgesetzen, sondern vom Dao, dem Weg. Schon vor über 2000 Jahren haben chinesische Philosophen davor gewarnt, die Natur mit Maschinen zu beherrschen. Sie meinten, die Menschen würden durch komplizierte Technik zwar ihr Leben vereinfachen, aber das Gefühl für das Dao verlieren und langfristig unglücklich und krank werden. Eine Annahme, die sich leider bewahrheitet hat!

Yin und Yang gehen ineinander über und gleichzeitig auseinander hervor – ein ewiger Kreislauf. Wenn die Nacht am tiefsten ist, beginnt eigentlich schon der neue Tag. Die Übergänge sind fließend. So gibt es zwischen Schlaf und Wachsein viele Zwischenzustände, wie das Dösen, das Müdewerden und manchmal das Schlafwandeln.

Die Harmonie von Yin und Yang

Die beiden Seiten des Dao, die grundlegenden Aspekte aller Dinge, werden Yin und Yang genannt. Yin und Yang sind kein Widerspruch: Alle Dinge besitzen wie eine Münze zwei Seiten, eine davon ist Yin, die andere Yang. Yin – das weibliche Prinzip – und Yang – das männliche Prinzip – wirken immer zusammen, so wie der negative und der positive Pol bei der Elektrizität. Werden sie getrennt, gibt es keinen Strom. Yin und Yang sind aber nicht nur wie zwei Seiten einer Münze. Sie sind ineinander enthalten. Im Yin gibt es immer Yang, im Yang immer Yin. Der Tag im Winter heißt Yang im Yin, die Nacht im Winter Yin im Yin. Die Winternacht ist Yin. Die längste und tiefste, also »yinste«, ist die Nacht der Wintersonnwende. Genau die bedeutet aber auch, dass nun die Nächte wieder kürzer werden und der Frühling kommt. Deshalb heißt es, wenn das Yin am extremsten ist, bringt es (so genanntes junges) Yang hervor. Und umgekehrt natürlich.

Einige Beispiele für Yin und Yang

- Yin ist der Schatten.
- Yin ist die Nacht.
- Yin ist der Winter.
- Yin ist die Stille.
- Yin ist der Schlaf.

- Yang ist die Sonne.
- Yang ist der Tag.
- Yang ist der Sommer.
- Yang ist die Bewegung.
- Yang ist das Wachsein.

Gestörtes Gleichgewicht

Obwohl sie ständig wachsen, schrumpfen und ineinander übergehen, pendeln Yin und Yang immer um einem imaginären Mittelpunkt, an dem sie ausgeglichen sind, herum. Wird dies für lange Zeit verhindert, z. B. durch zu viel oder zu wenig Arbeit, zu viel oder zu wenig Schlaf, unausgeglichene Nahrung oder extreme Gefühle, entsteht Krankheit. Yin wird durch Ruhe, Schlaf und kalte Nahrungsmittel wie Obst und Gemüse unterstützt. Yang wird durch Bewegung, auch geistige, und warme Nahrungsmittel wie Fleisch und scharfe Gewürze unterstützt. Wenn Yin und Yang in Harmonie sind, fühlen wir uns ausgeglichen und wohl. Durch unsere Lebensumstände, sei es nun das Wetter, unsere Nahrung, die Wohnung, die Arbeit oder, ganz wichtig, das Gefühlsleben, wird diese Harmonie immer wieder erschüttert.

Der Maßstab für Gesundheit sind Sie selbst. Sie müssen weder ein verändertes Röntgenbild noch einen eindeutigen Laborbefund vorweisen, um von Ihren chinesischen Ärzten ernst genommen zu werden! Was allein zählt, ist die innere Stimme Ihres Körpers.

Frauen müssen flexibler sein

Bei Frauen kommen zu den zahlreichen Störfaktoren der Harmonie von Yin und Yang noch die Herausforderungen durch den weiblichen Zyklus, Schwangerschaften, Geburten, Stillzeit und die erneuten hormonellen Veränderungen während des Älterwerdens hinzu. All diese Veränderungen unterliegen den Gesetzen von Yin und Yang. Um diese Phasen des Wechsels bewusst erleben und verarbeiten zu können, braucht eine Frau etwas Ruhe und Zeit für sich selbst. Bei den täglichen Anforderderungen der westlichen Welt, meist sogar noch bei Doppelbelastung durch Beruf und Familie, bleibt dies oft reines

Wunschdenken. Deshalb werden nicht wenigen Frauen die unaufhörlichen Veränderungen ihres Körpers und ihrer Seele irgendwann einmal zu viel, und sie werden krank. Auf der anderen Seite jedoch sind sie oft viel geübter darin, sich an Veränderungen anzupassen. Deshalb sind Frauen oft flexibler, wenn es darum geht, neue Lebensabschnitte zu bewältigen.

Krankheit chinesisch betrachtet

Wird die Harmonie zwischen Yin und Yang über längere Zeit gestört, kommt es zu Krankheit. Dabei ist wichtig zu wissen, dass für die Chinesen jede unangenehme Empfindung, ganz gleich, ob häufiges Aufstoßen, Haarausfall, länger anhaltende trübe Stimmung oder Reizbarkeit, als Krankheit betrachtet und entsprechend ernst genommen wird. Sendet der Körper auch noch so unmerkliche Warnsignale aus, sollten Sie darauf hören und sofort reagieren.

Bei vielen Krankheiten helfen auch einfache chinesische Hausmittel, die Harmonie zwischen Yin und Yang wieder herzustellen. Krankheit im Sinne der chinesischen Tradition ist jede noch so kleine Störung des Wohlbefindens. In allen Zweifelsfällen befragen Sie bitte Ihren Arzt!

Die fünf Wandlungsphasen

Die Chinesen meinen, dass alle Erscheinungen der Welt sich unaufhörlich verändern. Nichts bleibt gleich, und doch kehrt alles immer wieder. Am offensichtlichsten sehen wir das an den Jahreszeiten oder im unaufhörlichen Wechsel der Generationen. Der Kreislauf beginnt bei der Knospe, der Idee, dem jungen Morgen, dem Frühling und endet im Winter, wenn alles tot zu sein scheint, aber der Samen für die nächste Knospe schon unter der Erde wartet. Die Chinesen unterscheiden in diesem Kreislauf fünf Stadien, die fünf Wandlungsphasen. Sie heißen: Holz, Feuer, Erde, Metall und Wasser.

Das Holz

▶ **Natur** Holz entspricht dem Frühling und dem milden Frühlingswind, der das Eis tauen lässt, dem frischen Morgen und den zarten, knackigen Keimlingen bei den Pflanzen.

▶ **Geistige Aspekte** Die geistigen Prozesse dieser Phase sind Idee, Entschlusskraft, Selbstbehauptung, Begehren, Phantasie und Wut.

▶ **Menschentyp** Holzbetonte Menschen sind sehnig und sportlich. Sie lieben Bewegung, Reisen und machen oft neue Pläne. Kommt ihnen etwas in die Quere, können sie allerdings aggressiv und rücksichtslos werden.

▶ **Körperfunktionen** Dem Holz entsprechen die Leber, die Gallenblase, die Augen, die Haare und die zur Selbstbehauptung wichtigen »Krallen«, die Fingernägel. Das Blut und damit teilweise auch die Menstruation gehören hierher. Die Aufgabe des Holzes ist es, alle Energieströme, das Qi und das Blut im Körper fließen zu lassen.

▶ **Krankheiten** Die Krankheiten des Holzes haben viel mit Anspannung, Stau und Stockung zu tun. Wenn Qi und Blut nicht richtig fließen, kommt es zu typischen Holzkrankheiten: Schmerzen, Schwellungen, Knoten, Störung der Durchblutung und der Menstruation.

▶ **Farbe und Geschmack** Die Farbe des Holzes ist das Grün der Pflanzen und das Blau des Himmels. Sein Geschmack ist das Saure.

Das Feuer

▶ **Natur** Feuer entspricht dem Sommer, dem Mittag und der Blüte bei den Pflanzen.

▶ **Geistige Aspekte** Der Geist (Shen) selbst gilt als Feuer. Die geistigen Prozesse dieser Phase sind die Freude, das plötzliche Verstehen, die Ekstase und die Liebe.

▶ **Menschentyp** Feuerbetonte Menschen sind langgliedrig und zart. Sie sind oft hochbegabt oder gar Genies.

▶ **Körperfunktionen** Zum Feuer gehören das Herz, die Zunge, die Sprache, das Erröten und das Lachen.

▶ **Krankheiten** Die Krankheiten des Feuers sind meist geistiger Natur. Allerdings gibt es auch körperliche Beschwerden, wie beispielsweise Herzklopfen und Blasenentzündungen, bei denen das Feuer eine Rolle spielt.

▶ **Farbe und Geschmack** Die Farbe des Feuers ist Rot. Sein Geschmack ist das Bittere.

Feuermenschen neigen dazu, sich schon in jungen Jahren zu verzehren und völlig zu verausgaben. Nicht selten nehmen sie ein unglückliches Ende. Feuerkrankheiten haben auch viel mit Hitze zu tun.

Das Spiel mit dem Feuer

Das Feuer war im alten China sehr gefürchtet: Einerseits wusste man, dass ohne Feuer kein Leben – weder auf physischer noch psychischer Ebene (Liebe) – möglich ist. Andererseits aber lodert das Feuer, auch das unserer Gefühle, schnell auf und hat die Macht, alles zu vernichten. Holz und Feuer sind Yang verschiedenen Ausprägungsgrades.

Die Erde

Nimmt das Erde-Yang zu, müssen wir viel essen und gieren förmlich nach Reizen. Nimmt das Erde-Yin zu, werden wir satt und träge, ohne viel essen oder lernen zu können.

▶ **Natur** Die Erde entspricht einem feuchten Klima, dem schwülen Spätsommer, der Zeit der jungen Reife und dem frühen Nachmittag. Bei den Pflanzen versinnbildlicht sie die reifen, süßen Früchte und das Getreide. Sie ist außerdem das Symbol des Übergangs von einer Jahreszeit zur nächsten, deshalb wird ihr unter den (Himmels-)Richtungen wohl auch die Mitte zugeschrieben.

▶ **Geistige Aspekte** Die geistigen Prozesse dieser Phase sind die Meditation, das Grübeln, das Lernen und die Weisheit.

▶ **Menschentyp** Erdebetonte Menschen sind freundlich, einfühlsam oder gar weise und oft etwas behäbig.

▶ **Körperfunktionen** Zur Erde gehören der Magen, die so genannte Milz-Pankreas-Einheit, kurz Milz genannt, das Fleisch und das Bindegewebe. Das ihr zugeschriebene Sinnesorgan ist der Mund. Die Erde ist das Zentrum unserer Energie und Stoffwechselprozesse. Hier werden Nahrungsmittel, auch geistige »Nahrung«, so verarbeitet, dass sie Teil von uns selbst werden.

▶ **Krankheiten** Bei schwacher Erde werden unsere Gliedmaßen schlapp und kraftlos und unser Geist müde und benebelt. Erdekrankheiten haben viel mit Feuchtigkeit zu tun. Zu viel Nahrung, auch geistige, »müllt« die Erde förmlich zu: Stoffwechselprobleme, Verschlackung (die Chinesen sprechen von Verschleimung), Übergewicht und ein konfuser Geist sind die Folge.

▶ **Farbe und Geschmack** Der Erde entspricht die Farbe Gelb, aber auch Braun. Ihr Geschmack ist das Süße.

Das Metall

▶ **Natur** Metall entspricht dem Herbst, wenn die Blätter fallen, und dem Abend.

▶ **Geistige Aspekte** Die geistigen Prozesse dieser Phase sind die Trauer, die kühle Reflexion und die Wahrung von Distanz.

▶ **Menschentyp** Metallbetonte Menschen sind kühl und verschlossen oder schüchtern. Sie sind zynisch, analytisch und von präziser Klugheit. Viele kommunizieren vorzugsweise mit dem Computer. Ihre Schüchternheit wird oft dadurch verstärkt, dass sie zu schlechter Haut neigen.

▶ **Körperfunktionen** Zum Metall gehören die Haut, die Lunge und der Dickdarm.

▶ **Krankheiten** Metallkrankheiten haben viel mit Trockenheit zu tun. Freude, Erregung und enge Kontakte jeder Art sind eine Herausforderung für das kühle Metall, das darauf gern mit Hautausschlägen und Allergien reagiert.

▶ **Farbe und Geschmack** Seine Farbe ist das kühle, unbefleckte Weiß und das Metallische, Reflektierende des Spiegels. Sein Geschmack ist das beißend Scharfe.

Trennung und Verlust gehen uns »an die Nieren« – diese Formulierung zeigt die enge Verknüpfung von geistigem und körperlichem Zustand. So werden dem Wasser, dem Symbol für Trennung, als Körperorgan u. a. die Nieren zugeschrieben. Zu wasserbetonten Menschen mangelt es oft an Lebensfreude und warmen menschlichen Kontakten.

Das Wasser

▶ **Natur** Wasser entspricht dem Winter, der geheimnisvollen Zeit des Abschiednehmens, wenn alles scheinbar tot ist, während unter der Erde die Samenkörner auf den Neuanfang warten. Wasser gehört zum Yin, ist aber die Wurzel des (jungen) Yang.

▶ **Geistige Aspekte und Menschentyp** Die Yin-Aspekte des Wassers sind die Angst, die Trennung und der Tod. Spirituelle Erfahrungen sind eng mit dem Wasser verknüpft. Wasserbetonte Menschen haben oft die Fähigkeit zu mystischer Versenkung, sie neigen zu religiöser Schwärmerei und tiefer Verzweiflung. Die Yang-Aspekte des Wassers sind der Überlebenswille und die Fähigkeit zur Fortpflanzung. Wasserbetonte Menschen können daher unter einem geradezu quälenden Sexualtrieb leiden.

▶ **Körperfunktionen** Zum Wasser gehören die Nieren, die Knochen, das Gedächtnis, die Ohren, das genetische Material und die Fortpflanzung: alles, was festhält und bewahrt, genau wie im Samenkorn schon alle Informationen für die Pflanze gespeichert sind.

▶ **Krankheiten** Die angeborene Lebenskraft, die wir zu unserer Geburt mitbekommen, ist in dieser Wandlungsphase gespeichert. Von ihr zehren wir ein ganzes Leben lang. Die körperliche, vor allem auch sexuelle Entwicklung und Kraft hängt von dieser Energie ab. Im Lauf des Lebens wird sie aufgebraucht. Dann ist das Leben zu Ende. Wenn wir klug mit dieser Kraft umgehen, reicht sie, nach chinesischer Ansicht, für 100 sexuell aktive und geistig rege Jahre. Wasserkrankheiten haben oft mit Kälte zu tun – typisch sind Gedächtnisverlust, Knochenerweichung, sexuelle Kraftlosigkeit, Unfruchtbarkeit, Schwerhörigkeit, Drogensucht, Erbkrankheiten oder angeborene Krankheiten. Ein Übermaß des zum Wasser gehörenden salzigen Geschmacks schwächt die Nieren und kann zu Verstopfung und Austrocknung der Haut und Schleimhäute führen.

Metall und Wasser sind Yin-verschiedenen Ausprägungsgrades. Einem Übermaß von Yin kann man durch erwärmende Kräuter und Gewürze wie z. B. Fenchel, Anis oder Ingwer begegnen.

▶ **Farbe und Geschmack** Die Farbe des Wassers ist das Schwarz, das alle Lichtstrahlen verschluckt und speichert. Sein Geschmack ist das Salzige.

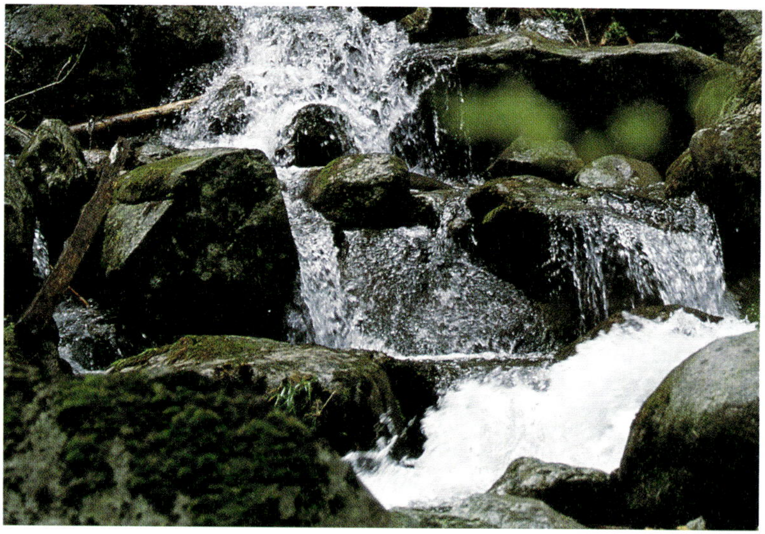

Die Wandlungsphase Wasser steht in der chinesischen Heilkunde für den Winter, die Kälte und das Alter. Es lässt aber auch einen neuen Kreislauf entstehen, da Wasser die Pflanzen zum Wachsen bringt.

Die Wechselwirkung der Wandlungsphasen

Bleiben wir in einer Wandlungsphase stecken, ist das gleichbedeutend mit Krankheit. Im Normalfall kontrollieren die Wandlungsphasen sich gegenseitig. So kommt es nach einem übermäßig schwülen, feuchten Tag (Erde) zum befreienden Gewitter (Holz), d.h., Holz kontrolliert Erde. Zu viele Holzeinflüsse können die Funktion der Erde aber auch blockieren. Dann wird aus der notwendigen Kontrolle ein Angriff. So kann ständiger Stress (Holz) unsere Verdauungsfunktion (Erde) schädigen, d.h., Holz greift Erde an. Glücklicherweise wird auch das Holz kontrolliert: Kühles Nachdenken (Metall) kann uns dazu bringen, dem Stress (Holz) etwas distanzierter gegenüberzutreten, d.h., Metall kontrolliert Holz. Zu viel Distanz, Schüchternheit und Kühle (Metall) verhindern jedes Aufkommen von Engagement (Holz). Dann hat das Metall das Holz angegriffen. Im Idealfall muss deshalb das Metall vom Feuer, der Liebe, kontrolliert werden.

So wie die Jahreszeiten unaufhörlich wechseln, müssen auch die Wandlungsphasen ineinander übergehen. Dieser Kreislauf der gegenseitigen Kontrolle ist endlos und umfasst alles, was geschieht.

Die gegenseitige Kontrolle der Wandlungsphasen

- Das Holz kontrolliert (»gräbt als Schaufel«) die Erde – sonst werden wir schlapp und träge. Wut hilft gegen Grübeln. Zu starke Anspannung blockiert die Gedanken.
- Das Feuer kontrolliert (»schmilzt«) das Metall – sonst werden wir kalt, steif und zynisch. Freude hilft gegen Traurigkeit. Zu starkes Feuer, z.B. unter Drogeneinfluss, führt zu distanzloser Raserei.
- Die Erde kontrolliert (»dämmt als Erdwall«) das Wasser – sonst werden wir zu mystisch. Nachdenken hilft gegen Angst. Grübeln verhindert mystische Erfahrungen und blockiert die Sexualität.
- Das Metall kontrolliert (»schnitzt als Messer«) das Holz – sonst werden wir zu impulsiv. Distanz hilft gegen Wut. Zu starke Selbstkritik blockiert die Kreativität.
- Das Wasser kontrolliert (»löscht«) das Feuer. Der Wille zum Überleben und der Fortpflanzungstrieb wirken zu starker Vergeistigung entgegen.

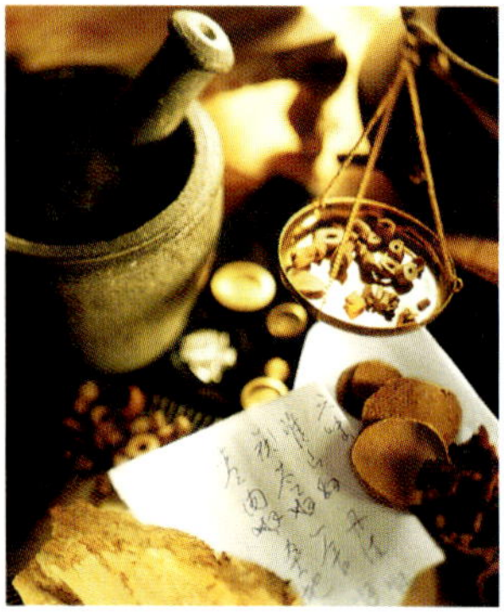

Die wirksamsten Heilkräutermischungen sind diejenigen, die individuell für den Patienten zusammengestellt werden.

Basiswissen für die Hausapotheke

Die Zutaten für Ihre Gesundheitsküche

In China gibt es eine unüberschaubare Vielfalt von Gewürzen und Heilkräutern. Die in diesem Ratgeber beschriebenen Hausmittel enthalten vor allem Zutaten, die auch bei uns leicht zu beschaffen sind.

Kleine Einkaufshilfe

▶ Viele Zutaten haben Sie vielleicht zu Hause, oder Sie erhalten sie im Supermarkt; besser ist natürlich immer der Bioladen. Sie sind in den Rezepten mit (B) wie Bioladen gekennzeichnet.
▶ Mit (A) wie Apotheke gekennzeichnete Zutaten finden Sie in der Apotheke, aber oft auch im Reformhaus oder Kräuterhandel.
▶ Mit (C) wie Chinaladen gekennzeichnete Zutaten gibt es im Chinaladen oder der Chinaabteilung großer Kaufhäuser.
▶ Auf Zutaten, die Sie extra bestellen müssen, wurde weitgehend verzichtet. In ganz besonderen Fällen sind sie für ein Rezept jedoch unerlässlich. Solche Zutaten sind mit (D) gekennzeichnet. Verwenden Sie bei der Bestellung den lateinischen Namen der Pflanzen.

Die nebenstehenden Grundzutaten sind in China Bestandteile des täglichen Lebens, das bedeutet: Kochzutaten. Aber sie sind auch wichtige Grundbausteine für die chinesische Hausapotheke. Sie lassen sich gut einige Zeit lang aufbewahren (der Ingwer im Kühlschrank).

Die Grundzutaten

▶ Anissamen (B)
▶ Fenchelsamen (B)
▶ Frischer Ingwer (B; C)
▶ Kardamomsamen (B)
▶ Meersalz (B)
▶ Pfefferminzöl (Chinaöl) (A)
▶ Schwarze Pfefferkörner (B)
▶ Schwarzer Reisessig (C)
▶ Sesamöl (B)
▶ Thymianblätter (B)

Die richtige Zubereitung

Der Topf – Grundausstattung Ihrer chinesischen Heilküche zu Hause

Ihr wichtigstes Werkzeug zum Selbermachen chinesischer Heilmittel scheint auf den ersten Blick ein ziemlich einfaches zu sein: ein Topf – doch in der chinesischen Heilküche ist Topf nicht gleich Topf.

▶ Die Chinesen nehmen meist einen Tontopf zum Kochen von Kräutern. Denn Ton entspricht der Erde und erzeugt eine milde und anhaltende Hitze. Wenn Sie einen Römertopf bei sich zu Hause haben, so wäre dieser ideal. Allerdings ist der Geruch der meisten Kräuter und Gewürze so intensiv, dass Sie Ihren Römertopf danach nicht mehr zum Kochen anderer Mahlzeiten verwenden können – er sollte also nur für Ihre chinesische Heilküche reserviert sein.

▶ Sie können auch einen Emailtopf verwenden, den Sie gut säubern können und dessen Oberfläche auch von den intensivsten Kräutern nicht angegriffen wird. Auch Email entspricht der Erde.

▶ Notfalls tut es ein Topf aus rostfreiem Edelstahl.

Die Grundausstattung für die chinesische Kräuterküche zu Hause ist denkbar einfach: ein Topf und ein Instrument, um die Zutaten zu zerkleinern. Für viele weiche Zutaten wie z. B. Kräuter genügt da ein ganz normales Haushaltsmesser. Verwenden Sie aber unter keinen Umständen einen Aluminiumtopf oder gar die Mikrowelle!

Das passende Werkzeug

▶ Weichere Zutaten, wie frischen Ingwer oder Zwiebeln, können Sie mit einem Wiegemesser gut zerkleinern.

▶ Pfeffer und andere Gewürze sollten immer in Körnerform verwendet werden. Gemahlene Gewürze haben nur noch wenig Aroma und wirken daher auch kaum. Zudem sind gemahlene Gewürze üblicherweise bestrahlt. All diese Körner zerkleinern Sie am besten mit einem Mörser oder einer Pfeffermühle.

▶ Bei manchen Rezepten wird vorgeschlagen, die Zutaten im Mixer zu zerkleinern. Besser und billiger ist ein großer, möglichst grober Mörser, den Sie für wenig Geld in chinesischen Lebensmittelgeschäften erhalten. Mit diesem können Sie, ohne großen Zeitaufwand, weiche und harte Zutaten gleichermaßen zu Pasten zerreiben.

Die chinesische Wärmflasche

Die chinesische Wärmflasche ist ein multifunktionelles Heilmittel der chinesischen Medizin. Sie verfügt über drei Wirkungsfaktoren: Temperatur, Bewegung und Inhaltsstoffe. Und ihr Heilspektrum ist nicht nur auf den körperlichen Bereich begrenzt, sie sorgt auch für Ihr geistiges Wohlbefinden.

Obwohl die chinesische Wärmflasche sehr wohltuend in der Anwendung ist, sollten Sie sie erst dann bei anderen Menschen, insbesondere Kindern, einsetzen, wenn Sie ausreichend Praxis an sich selbst gewonnen haben.

Die klassischen Anwendungen

▶ Mit der chinesischen Wärmflasche werden die Darmbewegungen gelockert und ausgeglichen. Dies wirkt lindernd sowohl bei Durchfall als auch bei Darmträgheit. Bei übersäuertem Magen, Völlegefühl, Aufstoßen oder Blähbauch empfiehlt es sich, die Wärmflasche auf den Oberbauch zu legen.

▶ Die chinesische Wärmflasche hilft Ihnen außerdem – durch die Verbesserung der Durchblutung, die Regulierung der Verdauung und die Steigerung des Stoffwechsels –, eine schlaffe Bauchdecke zu straffen, das Fettgewebe einzuschmelzen und Schlacken abzutransportieren.

▶ Das Allerbeste daran: Der Unterbauch ist das Zentrum unserer Energie. Wenn diese Stelle gut durchgewärmt ist, steigt nicht nur das allgemeine körperliche, sondern auch das geistige Energieniveau. D. h., die chinesische Wärmflasche wirkt auch auf den psychisch-emotionalen Bereich. Sie eignet sich hervorragend zur Regenerierung Ihrer geistigen Energie und Konzentrationsfähigkeit. Wenn Sie lange am Schreibtisch sitzen oder spät nachts noch Bücher wälzen müssen, hilft Ihnen dieses Mittel, sich besser zu konzentrieren.

▶ Ein besonders angenehmer Nebeneffekt der chinesischen Wärmflasche: Auf reflektorischem Weg werden sogar Verkrampfungen im Rücken und Nacken gelindert.

▶ Die Wirkung einer chinesischen Wärmflasche können Sie durch den Zusatz von Kräutern und Samen steigern. Die Wärme lässt die darin enthaltenen ätherischen Öle sehr viel intensiver wirken als die direkte Anwendung fertiger Aromaöle aus dem Handel.

Das Grundrezept

Zutaten: 1/2 Tasse Meersalz (da das Salz wie ein Magnet auf Toxine wirkt, verwenden Sie bei mehrmaliger Anwendung immer frisches Salz), 1 Baumwolltaschentuch

Zubereitung: Für die traditionelle chinesische Wärmflasche wird das Meersalz in einer trockenen sauberen Pfanne erhitzt – Vorsicht, das Salz kann sehr heiß werden! Geben Sie das heiße Salz in die Mitte eines Tuchs (z. B. eines Baumwolltaschentuchs), heben die Tuchenden hoch, und binden Sie mit einem Band ein kleines Bündel locker ab.

Anwendung: Nun wird, in Rückenlage, mit diesem Salzbündel der Bauch 1/2 Hand breit unter dem Nabel locker betupft. Anfangs ist Ihre chinesische Wärmflasche sehr heiß, und Ihre Tupfbewegungen werden entsprechend schnell sein müssen, um die Haut nicht zu verbrennen. Wenn das Salz soweit abgekühlt ist, dass Sie es auf der Haut vertragen können, ohne sich zu verbrennen, lassen Sie es an der Ausgangsstelle, 1/2 Hand breit unter dem Nabel, liegen.

Bei akuten Schmerzen können Sie das Päckchen auch auf einzelne schmerzhafte Punkte legen, wenn Ihnen das angenehm erscheint. Durch die Wärme und das Salz wird Ihre Haut an dieser Stelle fast unmerklich zu schwitzen beginnen. Die verkrampften Muskeln lockern sich, und die Durchblutung wird gesteigert, während gleichzeitig das Salz alle Giftstoffe aus dem Körper zieht.

Wenn die chinesische Wärmflasche ausreichend abgekühlt ist, können Sie sie auch einfach vorne in Ihre Hose stecken und ungestört weiter Ihrer gewohnten Arbeit nachgehen. Sie werden sehen, dass dabei eine wunderbare Wärme durch Ihren ganzen Bauch zieht, Schmerzen werden deutlich gelindert.

Hinweis zur richtigen Anwendung

Richtig angewendet, ist die chinesische Wärmflasche ein sanftes und angenehmes Hausmittel. Doch unterschätzen Sie nicht die starke Wärmeentwicklung dieser kleinen Päckchen: Besonders bei Kindern, alten Menschen und Menschen mit Stoffwechselproblemen kann es nach intensiver Wärmeeinwirkung zu Verbrennungen und Blasenbildung kommen. Prüfen Sie deshalb sehr sorgfältig, ob das Salz ausreichend abgekühlt ist, bevor Sie mit der Anwendung bei anderen beginnen. Die Bauchhaut reagiert besonders empfindlich auf Temperaturreize – daher auch die intensive Wirkung der chinesischen Wärmflasche.

Zusätze für die Wärmflasche

Sie können die Wirkung der chinesischen Wärmflasche steigern, indem Sie geeignete Kräuter zu dem heißen Salz mischen, ehe Sie das Päckchen zubinden. Durch die Hitze des Salzes treten die ätherischen Öle der Kräuter aus und ziehen direkt in die Haut ein. Mit dieser Methode kommen die Öle unmittelbar in dem Moment zur Anwendung, in dem sie sich entfalten.

Chinesische Wärmflasche mit Fenchel oder Anis

Zutaten: Grundzutaten plus 3 EL Fenchel- oder Anissamen

Anwendung: Die Kräuterwärmflasche wird auf den Unterbauch gelegt, 3 Finger breit unterhalb des Nabels. Diese Wärmflasche hilft, wenn Ihr Bauch oft gespannt ist wie eine Trommel, oder bei Bauchschmerzen, Bauchkrämpfen, Aufstoßen und Blähungen. Da die Durchblutung des Unterbauchs und der Stoffwechsel gesteigert werden, wird diese Methode auch bei vielen Frauenbeschwerden wie Menstruationsproblemen empfohlen.

Die untere Körperhälfte neigt bei einer überwiegend sitzenden Tätigkeit leicht zum Speichern überflüssiger Pfunde. Hier hilft Kardamom. Durch die Hitze treten die ätherischen Öle des Kardamoms aus und dringen tief in das Gewebe ein. Die Folge sind verbesserte Durchblutung und Abtransport von Schlacken.

Chinesische Wärmflasche mit Kardamom

Zutaten: Grundzutaten plus 3 EL Kardamomkörner

Anwendung: Sobald die Temperatur des Päckchens erträglich ist, legen Sie das Päckchen unterhalb des Nabels auf den Bauch. Wenn Sie viel im Sitzen arbeiten, dann kennen Sie die unangenehmen Nebenerscheinungen: schlaffe Bauchdecke, Fetteinlagerungen und schlecht durchblutetes Gewebe von der Taille abwärts. Die Chinesen sind der Auffassung, diese Fettpolster entstehen durch Schleim. Schleim sind Schlacken, die den normalen Stoffwechsel blockieren. Ein wichtiges Mittel gegen Schleim ist Kardamom.

Chinesische Wärmflasche mit Thymian

Zutaten: Grundzutaten plus 3 EL Thymianblätter

Anwendung: Das Kräuterpäckchen wird auf die Brust gelegt. Thymian erleichtert das Abhusten bei chronischer Bronchitis oder Raucherhusten und beruhigt verkrampfte Atemwege.

Das Erste-Hilfe-Abc

Erbrechen

Brechdurchfall im Sommer, Sonnenstich

Zutaten: 3 Tropfen Chinaöl
Anwendung: Geben Sie das Öl in 1 Glas lauwarmes Wasser, und trinken Sie die Mischung langsam in kleinen Schlucken.

Sie können den Ingwererkältungstee nach Geschmack mit Honig süßen, um die leicht brennende Schärfe der Ingwerknolle abzumildern.

Erbrechen, auch Schwangerschaftserbrechen

Zutaten: 1 Stück frische Ingwerwurzel
Anwendung: Bei Beschwerden wird die Wurzel einfach gekaut.

Erkältungskrankheiten

Erste Anzeichen von Erkältung

Zutaten: 1 EL Ingwer mit Schale
Anwendung: Den Ingwer in Scheiben schneiden und in 1 Tasse Wasser kurz aufkochen und abseihen. Sie sollten den Tee noch sehr heiß in kleinen Schlucken trinken und sich anschließend gut zugedeckt ins Bett legen und schwitzen.

Husten mit viel Schleim, Triefnase und dickem Kopf

Zutaten: 1 EL Ingwer, 3 EL schwarzer Essig, 3 Tropfen Chinaöl
Anwendung: Den Ingwer mit dem Essig in 1 Tasse Wasser aufkochen, abseihen und das Chinaöl zugeben, die Hälfte davon heiß auf einen Waschlappen geben, auf die Brust legen und mit einem Handtuch abdecken. Während der Wickel zu wirken beginnt, sollten Sie gleichzeitig die andere Hälfte des Absuds in kleinen Schlucken trinken.

Hautprobleme

Rissige, wunde Haut, Windeldermatitis und kleine Verletzungen

Zutaten: ein paar Tropfen Sesamöl
Anwendung: Das Öl wird auf die betroffenen Stellen aufgetupft.

Juckreiz bei Lebensmittelallergien

Zutaten: 50 g frischer Ingwer, 50 g brauner Zucker
100 ml Reisessig, 200 ml Wasser

Anwendung: Den Ingwer klein hacken, mit Zucker, Essig und Wasser 5 Minuten lang kochen lassen. 3-mal täglich 1/2 Tasse trinken.

Lippenherpes

Die chinesische Ölmischung gegen Lippenherpes brennt zunächst, wirkt danach aber angenehm kühlend und fördert die Heilung.

Zutaten: 1 Tropfen Sesamöl, 1 Tropfen Chinaöl

Zubereitung: Verrühren Sie die Öle, und streichen Sie die Herpesbläschen damit ein.

Insektenstiche und -abwehr

Insektenstiche

Zutaten: 1 Tropfen Chinaöl

Anwendung: Den Stich einfach mit dem Öl betupfen.

Tipp Alternativ dazu können Sie auch einen aufgebrühten Teebeutel (Schwarztee) auflegen.

Insektenabwehr

Zutaten: ein paar Tropfen Chinaöl

Anwendung: Fügen Sie Ihrer gewohnten Körpermilch das Chinaöl bei.

Kopfweh

Ein paar Tropfen Chinaöl in eine normale Körperlotion gemischt, erfrischt nicht nur an heißen Tagen. Es wehrt auch erfolgreich Mücken und Schnaken ab.

Allgemeine Kopfschmerzen

Zutaten: ein paar Tropfen Chinaöl

Anwendung: Massieren Sie sanft kreisend mit den Fingerspitzen Schläfen oder Nasenwurzel mit dem Öl.

Kopfweh nach Alkoholgenuss

Zutaten: 1 EL Kardamomsamen, 3 Tropfen Chinaöl

Anwendung: Die Kardamomsamen werden in 1 Tasse Wasser kurz aufgekocht und abgeseiht. Dann einfach Chinaöl zugeben – fertig ist der Antikatercocktail.

Magen- und Darmerkrankungen

Bauchweh

Zutaten: 1 EL frischer Ingwer, 1 EL schwarze Pfefferkörner
Anwendung: Kochen Sie den Ingwer mit den Pfefferkörnern auf. Nach 5 Minuten können Sie den Tee abseihen und mit etwas Honig trinken.

Durchfall

Zutaten: 1 EL schwarze Pfefferkörner
Anwendung: Legen Sie die Pfefferkörner in den Bauchnabel, und kleben Sie ein Pflaster darüber. Vorsicht: Es besteht die Gefahr der Hautreizung, das Pflaser ist nicht für kleine Kinder geeignet!

Verdorbener Magen, Völlegefühl, Aufstoßen

Zutaten: 1 EL Ingwer, 1 EL Kardamomsamen
Anwendung: Der Ingwer wird mit den Samen in 1 Tasse Wasser kurz aufgekocht. Nach 5 Minuten können Sie den Sud abseihen und in kleinen Schlucken trinken.

Verstopfung, Darmträgheit

Zutaten: 2 EL Sesamöl, 3 EL Honig
Anwendung: Trinken Sie 2-mal täglich 1 Glas warmes Wasser, gemischt mit dem Öl und dem Honig, morgens auf nüchternen Magen und abends vor dem Schlafengehen. Das Sesamöl-Honig-Gemisch hilft bei chronischer Darmträgheit sehr gut, bei stressbedingter Darmträgheit allerdings weniger.

Bei den unterschiedlichen Magenbeschwerden können Sie die Wirkung der nebenstehenden Anwendung durch eine Begleittherpie mit einer chinesischen Wärmflasche verstärken. Die lokale Wärme löst Bauchweh; bei verdorbenem Magen, Völlegefühl und Aufstoßen wird die Wärmflasche auf den Oberbauch aufgelegt.

Mundgeruch und Zahnfleischbluten

Zutaten: 1 Kardamomkapsel, 1 Tropfen Chinaöl
Anwendung: Abends vor dem Schlafengehen die Kapsel zerbeißen und über Nacht in der Backentasche belassen. Morgens werden die Kapselreste dann durch eine Mundspülung mit lauwarmem Wasser, dem das Öl zugefügt wurde, ausgespült.

Erde – Hilfe für Magen, Milz und Stoffwechsel

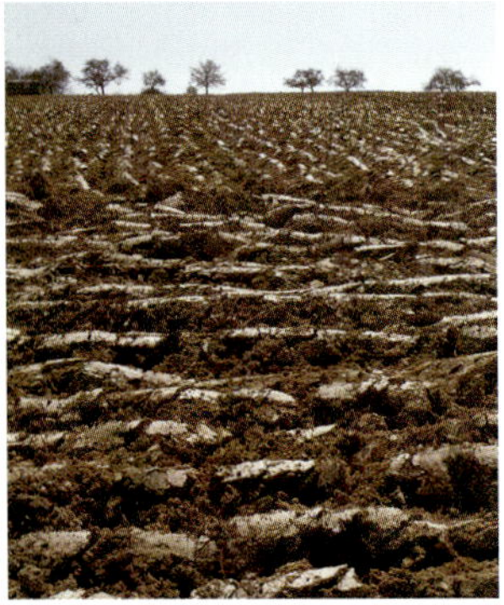

Erde stellt in China u. a. das Sinnbild des Übergangs von einer Jahreszeit zur nächsten dar.

Die Chinesen sprechen von der Erde, wenn sie die Verdauungs- und Stoffwechselvorgänge meinen. Diese Vorgänge stehen im Mittelpunkt aller Lebensfunktionen. Daher wird die Erde oft einfach als die Mitte bezeichnet.

Ein berühmter chinesischer Arzt hat die Mitte einmal mit einem großen Kochtopf verglichen, der über einem Feuer hängt. Dieses Feuer entsteht aus unserer angeborenen Lebenskraft. Wie aus schwarzen kalten Kohlen allmählich Feuer wird, so entsteht das Verdauungsfeuer aus dieser geheimnisvollen Ursubstanz, die dabei nach und nach aufgebraucht wird. Wenn dies halb geschehen ist, lässt die sexuelle Kraft nach. Ist sie ganz aufgebraucht, ist das Leben vorbei. Für die normalen alltäglichen Bedürfnisse sollten immer genügend Energien (Qi) aus der Nahrung und aus der Luft zur Verfügung stehen. Das bedeutet, wir sollten uns ausreichend an der frischen Luft bewegen und regelmäßig essen.

Immer, wenn eine Versorgungslücke auftritt, greift der Körper auf die angeborene Lebenskraft zurück. Wenn Sie dagegen dafür sorgen, dass der Kochtopf der Mitte immer mit gesunder Nahrung versorgt ist, wird gleichmäßig Energie aus der zugeführten Nahrung herausdestilliert; Ihr Körper wird warm und kräftig, ohne angeborene Lebenskraft dafür zu vergeuden.

Zu viel Kaltes macht dick: Es kann dazu kommen, dass der untere Teil des Körpers allmählich dicker wird, denn Schleim und Feuchtigkeit sinken gern nach unten. Deshalb sollten auf Ihrem Diätplan unbedingt regelmäßig auch warme Mahlzeiten stehen.

Kalte Nahrung

Wird zu viel kalte Nahrung (gekühlte Getränke, Bier und Süßigkeiten, aber auch Salate, Obst und Milchprodukte) in den Topf gegeben, sinkt die Kochtemperatur, so dass nichts mehr destilliert werden kann. Das führt bald zu gesundheitlichen Problemen. Die unverbrauchten Nahrungsmittel werden zu einer klebrigen, trägen Sub-

stanz, die von den Chinesen Feuchtigkeit genannt wird. Feuchtigkeit ist die Hauptursache für Abgespanntheit, Konzentrationsschwäche, schwache Verdauung und Gewichtsprobleme. Anhaltende Feuchtigkeit dickt nach und nach ein, in etwa wie Gelatine, und wird zu so genanntem Schleim. Schleim ist an fast allen Krankheiten und Problemen, vor allem Übergewicht, beteiligt.
Zur Vorbeugung: Prophylaktisch kann die Wärme im Topf durch bestimmte Hausmittel und Gewürze angeheizt werden. Sorgen Sie außerdem durch regelmäßige Zufuhr von warmen Gerichten, besonders Getreide- und Nudelgerichten, dafür, dass im Kessel immer eine gleichmäßige Temperatur herrscht.

Nicht nur Medikamente, sondern vor allem auch die heutzutage im Übermaß verwendeten Lebensmittelzusatzstoffe schädigen das Magen-Yin.

Magenhitze

Die Temperatur im Kochtopf der Mitte sollte immer ausreichend warm sein. Wird der Topf zu heiß, brennt alles an. Die Flüssigkeit, die verhindert, dass dies geschieht, heißt Magen-Yin. Zu viel heiße Nahrung, wie Fleisch und scharfe Gewürze, vor allem aber Reizüberflutung, Stress und Aufregung und bestimmte Medikamente schädigen das Magen-Yin. Ein brennender, schmerzender Magen, saures Aufstoßen, Erbrechen und Heißhungerattacken, besonders auf Süßes, können Folgen sein. Es kommt zu Mundgeruch, schlechten Zähnen und Magenentzündungen. Auch Schlafstörungen und Kopfschmerzen können ihre Ursache in einem überhitzten Magen haben.

Nicht so viel Kaltes für Kinder

In der chinesischen Medizin sollten vor allem kalte Nahrungsmittel auf ein Minimum reduziert werden. Dazu gehören auch Zucker, Milchprodukte, kalte Säfte, Limonaden und Eiscreme. Diese kurze Aufzählung lässt schon ahnen, dass gerade Kinder, die ohnehin eine schwache Mitte haben, sehr oft falsch ernährt sind. Nervöse Beschwerden wie Konzentrationsschwäche, Müdigkeit, Kopfschmerzen, aber auch Allergien, Verdauungsstörungen, Übergewicht, Bronchitis, verschleimte Nase, Angina und Mittelohrentzündung sind die häufigen Folgen.

Diäten und Stimulanzien

Versorgungsmangel wird durch anregende Mittel wie Koffein, Schokolade, Appetitzügler und Drogen noch verstärkt.

Verschleimung und ein zu heißer »Magenkochtopf« schließen sich nicht etwa aus. Gerade bei häufigen Abmagerungsversuchen mit viel kalter Nahrung, daneben aber einem anstrengenden und reizintensiven Leben, ist die Kombination von Verschleimung und Yin-Schwäche sehr häufig. Während der untere Teil des Körpers allmählich dicker wird, wird das Gewebe schlecht ernährt. Die Beschwerdenliste ist lang: Reizmagen, Heißhungerattacken, trockene Haut, schwaches Bindegewebe, Depression und Gereiztheit.

Stimulierende Mittel, wie Koffein, Appetitzügler oder andere Drogen, heizen das Feuer unter dem Topf direkt an, im wahrsten Sinn des Wortes wird die kostbare angeborene Lebenskraft »verheizt«.

Wohlgerüche für den Magen

Wohlriechende Mittel, wie Zitrusfrüchte, Kardamom und Rosenblüten, entkrampfen und besänftigen das stressgeplagte Holz. Auch Rettichblätter und Sechuanpfeffer werden verwendet, die zwar nicht unbedingt duften, aber zumindest stark riechen.

Starke Gefühle und Stress erzeugen Hitze. Diese bringen die Speisen im »Magenkochtopf« zum Überkochen. Es kommt zu Aufstoßen, Magenschmerzen und Mundgeruch; in extremen Fällen auch zu Erbrechen. Stress und Hektik können den Energiefluss im Bauch völlig durcheinanderbringen. Der Bauch schwillt an, Rippen und Oberbauch drücken und schmerzen. Da Emotionen und Energiefluss zum Holz gehören, heißt es bei Störungen dieser und ähnlicher Art: »Holz greift Erde an.«

Aufstoßen, hartes oder chronisches

Chinesische Wärmflasche mit Gewürznelken

Zutaten: Grundzutaten chinesische Wärmflasche,
3 EL Gewürznelken

Zubereitung: Mischen Sie die Gewürznelken unter das heiße Salz.

Anwendung: Bei häufigem Aufstoßen kann der Bauch ganz kalt und hart sein. Die Chinesen sprechen dann von angesammelter Kälte. Die Wärmflasche, auf den Unterbauch gelegt, hilft, diese zu zerstreuen.

Tipp zur zusätzlichen Yang-Stärkung

Walnüsse gelten als besonders Yang-stärkend. Yang ist eine wärmende Kraft. Wenn Sie immer wieder an Kälte im Unterbauch leiden, sollten Sie Ihr eigenes Yang vorbeugend stärken, indem Sie mehrmals täglich 5 frische Walnüsse essen. Sie können die Walnüsse auch fein zermörsern und mit 1 Tasse kochendem Wasser zu einem milchigen Tee aufbrühen. Dadurch erreichen die wärmenden Kräfte schneller ihr Ziel. Frische Walnüsse erhalten Sie auf dem Wochenmarkt im Herbst und Winter – genau dann, wenn auch die Kälte häufiger zuschlägt.

Ingwer-Pfeffer-Tee

Zutaten: 15 g Sechuanpfeffer, 5 Scheiben frischer Ingwer (B)
Zubereitung: Die Zutaten werden zermörsert oder mit einem Messer zerdrückt und mit 1 Tasse kochendem Wasser überbrüht. Trinken Sie davon 3-mal täglich 1 Tasse.
Anwendung: Dieser Gewürztee schmilzt die Kälte im Unterbauch.

Kakiblütentee

Zutaten: 5 g Kalyx Kaki (D), 5 g Gewürznelken (A; B; D)
Zubereitung: Beide Zutaten werden 20 Minuten lang in 1/2 Liter Wasser gekocht. Trinken Sie den abgeseihten Tee über den Tag verteilt.
Anwendung: Bei unaufhörlichem, hartem Aufstoßen.

Blähbauch

Eine andere Form des Aufstoßens besteht besonders bei starker nervlicher Belastung. Dabei schmerzt oft der ganze Oberbauch und ist stark gebläht. Auch im Herz kann es stechen. Durch Aufstoßen lässt der Druck für kurze Zeit etwas nach, kommt aber bald wieder.

Ein schöner Rosenstrauß erfreut nicht nur das Herz, als Tee können die Rosenblüten auch innerlich gegen Anspannung eingesetzt werden. Hinweis für »Selbstpflücker«: Bevorzugen Sie möglichst duftende Sorten oder, noch besser, Wildrosen.

Rosentee

Zutaten: 10 g Rosenblüten (A oder aus dem Garten), Kandiszucker
Zubereitung: Die Rosenblüten werden mit 1 Tasse kochendem Wasser überbrüht. Mit Kandiszucker süßen und häufig trinken.

Der Ingwertee bei Übelkeit und Erbrechen während der Schwangerschaft kann wahlweise auch mit Tamarinde oder Zimt gemischt werden.

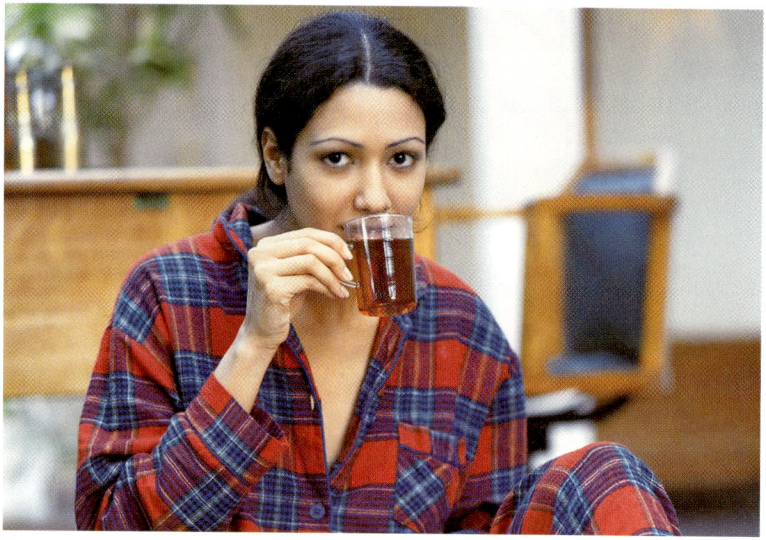

Erbrechen

Erbrechen ist zunächst eine Art Selbstschutz des Körpers. Unverträgliche oder gar giftige Substanzen werden auf kürzestem Weg wieder aus dem Körper beseitigt. Aber auch andere Dinge sind oft »schwer zu schlucken«: Durch großen Ärger, Aufregung und Stress gerät der Körper in Wallung. Wenn der Magen zu sensibel ist, kocht der Mageninhalt förmlich über.

Die Aufgabe des Magens ist es, Speisen aufzubewahren, »reifen« zu lassen und in geregelten Mengen nach unten zu leiten. Dieser Prozess kann auf vielfältige Weise gestört werden: Bei Kälte und Kummer oder nach zu üppigen Mahlzeiten spätabends bleiben die Speisen zu lang im Magen liegen. Die Behandlung dieser Störung finden Sie im Abschnitt »Nahrungsstau«. Bei Migräne oder Gallenblasenproblemen kann es ebenfalls zu Erbrechen kommen, wobei die Schmerzen nach heftigem Erbrechen oft etwas nachlassen. Dies sind nach chinesischer Auffassung keine Störungen der Erde, sondern des Holzes.

Ingwertee für Schwangere

Zutaten: 20 g Ingwer (B; C), 1 EL Honig (B)

Zubereitung: Den Ingwer ganz fein hacken oder zerreiben und mit heißem Wasser aufbrühen. Den Tee abseihen und mit Honig süßen.

Anwendung: Bei Schwangerschaften kommt es häufig zu Erbrechen. Wenn der Tee nicht hilft, kann die Störung mit Akupunktur oder traditionellen chinesischen Kräutern behandelt werden.

Ingwer-Walnuss-Tee

Zutaten: 20 g frischer Ingwer (B), 2 frische Walnüsse (B)
Zubereitung: Beide Zutaten werden klein gehackt und die Mischung in 1 Tasse Wasser kurz aufgekocht. Den Sud abseihen und trinken. Mehrmals täglich wiederholen, bis sich der Magen beruhigt hat.
Anwendung: Außer bei wässrigem, schleimigem Erbrechen hilft der Tee auch bei saurem Aufstoßen, starkem Speichelfluss, Übelkeit, Bedrücktheit, Schwindel und eventuell Herzrasen.

Magenkrämpfe durch Stress

Das kaiserliche Bad

Zutaten: 2 Orangen oder Zitronen oder Pampelmusen (B),
3 EL Kardamomsamen (B), 1 gute Hand voll Rosenblätter
(A oder aus dem Garten)
Zubereitung: Schneiden Sie die Früchte mit den Schalen in Scheiben und lassen sie zusammen mit den Kardamomsamen 2 Minuten lang in 1 Liter Wasser etwas kochen. Zuletzt geben Sie die Rosenblätter hinzu. Kurz zugedeckt ziehen lassen, aber nicht mehr kochen. Diesen Cocktail geben Sie nun in ein mittlerweile eingelaufenes Bad.
Anwendung: Das Bad schafft Abhilfe und entkrampft den Oberbauch, wenn Aufregung und Stress zu Spannung im Bauch geführt haben.
Tipp Bei starkem und hartem Aufstoßen ersetzen Sie den Kardamom durch Gewürznelken, die den Bauch wärmen und lockern.

Wichtiger Hinweis: Leider kann Süßholz in großen Mengen zu Wasseransammlungen im Körper oder sogar Bluthochdruck führen. Wenn Sie zu diesen Beschwerden neigen, sollten Sie den Mandarinentee ohne ärztliche Kontrolle nicht länger als zehn Tage lang einnehmen.

Magenschmerzen

Mandarinentee

Zutaten: 10 g getrocknete Mandarinenschalen (A; B), 5 g Süßholz (A)
Zubereitung: Beide Zutaten mit 1 Tasse kochendem Wasser überbrühen und 10 Minuten lang zugedeckt ziehen lassen. Der Tee wird abgeseiht und über den Tag verteilt getrunken.
Anwendung: Bei hauptsächlich stressbedingten Magenschmerzen, Magendruck, Völlegefühl, brennendem oder saurem Magen. Der wohlschmeckende Tee hilft auch bei Neigung zu Magengeschwüren.

Ingwersirup – das Allroundtalent

▶ **Zutaten:** 250 g frischer Ingwer (B; C), 250 g brauner Zucker (B)

▶ **Zubereitung:** Der Ingwer wird klein geschnitten und im Mixer oder Mörser zu einer Paste vermahlen. Geben Sie diese in ein grobes Leinentuch oder ein Stofftaschentuch. Der Saft wird nun ausgedrückt und aufgefangen. Wenn der Ingwer nicht mehr ganz frisch und etwas trocken ist, fügen Sie der Ingwermasse zusätzlich ein paar Tropfen kochendes Wasser zu. Anschließend wird der Saft erhitzt, ohne ihn zu kochen. Lösen Sie so viel von dem Zucker darin auf, wie sich gut lösen lässt – fertig. Bewahren Sie den Sirup im Kühlschrank auf.

▶ **Dosierung:** Zur Einnahme vermischen Sie jeweils 1/8 der Sirupmenge mit 1 Tasse heißem Wasser. Diese Mischung sollten Sie etwa 4 Tage lang jeweils morgens und abends nach dem Essen trinken.

▶ **Anwendung:** Der Sirup wärmt den schmerzenden Magen. Wenn Sie starke und quälende Magenschmerzen haben und Ihr Magen sich anfühlt, als läge ein kalter Stein darin, leiden Sie unter Kälte. Typischerweise wird dieses Gefühl durch kalte Speisen verschlimmert. Weitere Beschwerden könnten kalte Hände und Füße, viel Speichel und wässriger Stuhl sein. In diesem Fall wärmt nichts besser als frischer Ingwer.

Speichel heißt in den geheimen Überlieferungen »Jadewasser« und spielt eine wichtige Rolle bei vielen Verjüngungstechniken. In alten Büchern heißt es daher: »Nach fünf Tagen verschwindet der Mundgeruch, nach zehn Tagen verschwindet jeder üble Körpergeruch, und der ganze Körper beginnt zu duften. Wer häufig übt, wird nicht altern.«

Mundgeruch

Schlacken und »verfaulte« Nahrung aus dem Magen sondern übel riechende Gase ab, die durch den Mund den Körper verlassen. Meist liegt eine Störung des Verdauungsfeuers vor. Wenn Sie gleichzeitig unter schlechtem Atem und Blähungen leiden, können Sie es zunächst mit dem Rettichblättertee (siehe Seite 29) versuchen.

Die Dao-Jadewasser-Kur

Zutaten: 5 EL Fünf-Gewürze-Pulver (C), Honig (B)

Zubereitung und Anwendung: Vermengen Sie das Fünf-Gewürze-Pulver mit gerade so viel Honig, dass es eine feste Paste ergibt. Von dieser Paste lassen Sie 3-mal täglich 1 knappen Teelöffel in der Backentasche zergehen. Den nun reichlich fließenden Speichel schlucken Sie möglichst in kleinen Portionen. Stellen Sie sich beim Schlucken vor, dass der Speichel bis zu einem Punkt knapp unter Ihren Bauchnabel fließt. Setzen Sie diese Kur über mindestens 5 Tage, bei anhaltenden Beschwerden über 10 Tage fort.

Anwendung: Besteht über längere Zeit hartnäckig schlechter Atem, hilft diese Übung.

Tipp Nicht nur Mundgeruch soll durch diese Methode vertrieben werden, sie wirkt vielmehr reinigend und verjüngend auf den ganzen Körper. Die Übung aus den geheimen Überlieferungen der Daoisten bewirkt, dass alle Körpersäfte vermehrt zirkulieren. Dabei werden die entschlackenden aromatischen Essenzen des Fünf-Gewürze-Pulvers überall verteilt. So wird der gesamte Stoffwechsel stimuliert; nach und nach werden alle Körperzellen gereinigt und erneuert.

Vielleicht haben Sie Glück und erhalten ungespritzte Mandarinen für den Verdauungsschnaps, wie sie manchmal für die Herstellung von englischen Marmeladen angeboten werden.

Nahrungsstau

Winterlicher Verdauungsschnaps

Zutaten: 50 g Mandarinenschalen (B), 30 g Kardamomsamen (B), 2 EL weißer Kandis (B), 300 ml Schnaps, z. B. Kognak (B)

Zubereitung: Mischen Sie die Mandarinenschalen, die Samen und den Kandiszucker in einem Gefäß, und übergießen Sie alles mit dem Schnaps. Lassen Sie die Mischung für mindestens 7 Tage an einem dunklen Ort stehen. Danach können Sie den Schnaps abseihen.

Anwendung: Kommt es nach üppigen Mahlzeiten, besonders spätabends, zu so genanntem Nahrungsstau, verwenden die Chinesen gern diesen Verdauungsschnaps. Ein Gläschen nach einem schweren Essen reguliert die Magenenergie und verhindert einen Nahrungsstau.

So kommen Sie ganz leicht an die Rettichblätter für den Heiltee: auf dem Wochenmarkt von freundlichen Händlern von den Rettichen abzupfen lassen.

Rettichblättertee

Zutaten: 100 g Rettichblätter (B)

Zubereitung: Zerhacken Sie die Rettichblätter möglichst fein, und überbrühen Sie sie mit 1 Tasse kochendem Wasser. Der abgeseihte Tee ist trinkfertig. Bei Bedarf können Sie mehrere Tassen trinken.

Anwendung: In schlimmen Fällen von Nahrungsstau mit schlechtem Atem, Ekelgefühl, Blähungen und Erbrechen wird dieser Tee empfohlen. Er wirkt vor allem beruhigend auf den Magen.

Den Stoffwechsel harmonisieren

Ein Sprichwort in China lautet: »Der stärkste Kerl überlebt keine drei Tage Durchfall.« Viele Menschen leben jahrelang mit breiigem Stuhl. Dadurch gehen dem Körper wichtige Stoffe verloren. Haut und Bindegewebe werden schlaff, es kommt zu chronischer Müdigkeit und Konzentrationsschwäche.

Die Nahrung, auch die geistige, die wir aufnehmen, wird von der Erde umgewandelt. Wenn die Erde überlastet ist, z. B. durch Reizüberflutung, antrengende geistige Arbeit oder unpassende, insbesondere kalte, rohe und fettige Nahrung, kommt es zu Energiemangel mit Müdigkeit, Konzentrationsschwäche und schwachem Bindegewebe. Die Nahrung wird dabei oft als Feuchtigkeit im Gewebe eingelagert. Verfestigt sich diese Feuchtigkeit, spricht man von Schleim. Schleim ist die Ursache vieler anderer Erkrankungen. Eine der allerhäufigsten ist Übergewicht. Bei Störungen des Energieflusses kann der Schleim auch in Form von größeren Anhäufungen abgelagert werden. Es kommt zu Zellulite. Eine weitere Folge einer Überlastung der Erde ist Durchfall. Die chinesische Medizin unterscheidet unzählige Arten von Durchfall, die jeweils anders behandelt werden müssen. Für die Hausmittel hat man sich auf eine Untergliederung in vier Gruppen beschränkt: Durchfall durch giftige Stoffe, durch Milz- oder Yang-Schwäche sowie Sommerdurchfälle.

Begleittherapie bei Diabetes mellitus

Tee zur Blutzuckerregulation

Wenn Sie die Süßkartoffeln selbst trocknen möchten, schneiden Sie sie mit dem Küchenhobel in millimeterdünne Scheiben und trocknen sie im lauwarmen Backofen. Sie sollten ganz zäh werden.

Zutaten: 100 g getrocknete Süßkartoffel (C) bzw.
100 g Rhizoma Dioscoreae (D)

Zubereitung: Kochen Sie pro Tag 100 Gramm getrocknete Süßkartoffeln in 2 bis 3 Liter Wasser aus, und trinken Sie den Absud als Getränk, schluckweise über den Tag verteilt.

Anwendung: Der Tee ist ein bewährtes Hausmittel bei überschießenden oder schwer zu kontrollierenden Blutzuckerwerten. Er verhindert Heißhungerattacken, stabilisiert den Blutzucker und stärkt die allgemeinen Stoffwechselfunktionen.

Vorsicht Sie sollten den Tee nur unterstützend zu Ihrer gewohnten Therapie und, da die verwendeten Süßkartoffeln Zucker enthalten, unter Kontrolle Ihres Blutzuckers verwenden.

Durchfall durch giftige Feuchtigkeit

Zu heftigen und gleichzeitig übel riechenden Durchfällen kommt es z. B. bei Lebensmittelvergiftungen. In diesem Fall ist der Durchfall eine sinnvolle Reaktion des Körpers und sollte auf keinen Fall unterdrückt werden. Unangenehm ist die oft bestehende gleichzeitige Übelkeit und ein Ekelgefühl beim Geruch von Speisen.
Unterstützend bei der Entgiftung im Fall einer Lebensmittelvergiftung wirkt Chinaöl. Die Übelkeit verschwindet damit oft sofort. Zum Nahrungsaufbau empfiehlt sich Reisbrei. Bei chronischen Vergiftungen bzw. Fehlernährung helfen die Rezepte auf Seite 74.

Unterstützen Sie die Pfefferminzwasserkur, indem Sie viel warmes Wasser trinken, und verzichten Sie auf die Nahrungsaufnahme, bis die Ekelgefühle nachlassen.

Pfefferminzwasser

Zutaten: 3–5 Tropfen Chinaöl oder so genanntes Japanisches Heilpflanzenöl (A; B; C)
Zubereitung: Übergießen Sie das Öl mit 1 Tasse sehr warmem Wasser. Der Tee sollte sofort getrunken werden, am besten 3-mal täglich.
Anwendung: Pfefferminze hilft bei Nahrungsmittelvergiftungen.

Durchfall durch Milzschwäche

Eine Schwäche der Milz führt zu allgemeiner Gliederschwäche und Müdigkeit. Insbesondere die Beine werden schwer. Die Betroffenen fühlen sich nicht richtig leistungsfähig, aber auch nicht richtig krank. Gleichzeitig kommt es zu breiigen Stühlen, die jahrelang bestehen können. Der Bauch ist oft aufgebläht, und die Bauchdecke ist schlaff. Da es sich bei dieser Form des Durchfalls um eine chronische Erkrankung handelt, muss auch die Behandlung über einen längeren Zeitraum hinweg fortgesetzt werden.
Besonders wichtig ist es, die Erde durch regelmäßige Zufuhr von warmen und nur schwach gewürzten Speisen zu unterstützen. Durch Kälte hingegen, z. B. in Form von kalten Nahrungsmitteln oder einem kalten Bad, wird Durchfall durch Milzschwäche noch verstärkt. Auch Sorgen und ständiges Grübeln verstärken diesen Durchfall, denn »Grübeln schädigt die Erde«.

Tee zur Wiederbelebung der Erde

Zutaten: 15 g Senfsamen (B), 20 g Weißdornfrüchte (A), 3 Scheiben frischer Ingwer (B; C), 1 EL brauner Zucker (B)

Zubereitung: Die Zutaten werden in 1 Liter Wasser 30 Minuten gekocht. Nach dem Abseihen sollten Sie die Brühe über den Tag verteilt schluckweise trinken.

Anwendung: Bei mangelhafter Nahrungsverwertung, Stress- und Erschöpfungsdurchfall und allgemeiner Schwäche.

Brei zur Wiederbelebung der Erde

Zutaten: 1 Tasse Reis (B), Tee zur Wiederbelebung der Erde (s. o.)

Zubereitung: Geben Sie den Reis in den abgeseihten Tee, und kochen Sie ihn zu einer dünnen Grütze ein. Der Brei sollte auf 3 Portionen verteilt, erwärmt und jeweils vor den Mahlzeiten eingenommen werden. Am besten ist eine kurmäßige Anwendung über 5 Tage. Dafür können Sie auch am 1. Tag die 5fache Menge an Brühe auf Vorrat kochen und im Kühlschrank aufbewahren.

Anwendung: Der Brei lindert die gleichen Beschwerden wie der Tee, die Wirkstoffe bleiben nur länger im Darm – und das, ohne diesen unnötig zu reizen.

Bei Durchfall durch Milzschwäche besonders wichtig: Nehmen Sie Ihre Mahlzeiten nicht vor dem Bildschirm, beim Lesen oder unterwegs zu sich, sondern im Sitzen und in Ruhe. Nach dem Essen sollte unbedingt etwas geruht werden (und seien es nur einige Minuten).

Durchfall durch Yang-Schwäche

Die Betroffenen haben oft eiskalte Beine. Auch der untere Rücken wird kalt und schmerzhaft. Das Gesicht wird blass, und es kommt zu schwärzlichen Augenringen. Die Durchfälle beginnen oft schon am ganz frühen Morgen und sind heftig und wässrig. Es kommt zu regelrechten Schwächeanfällen. Diese Erkrankung kommt als Yang-Mangel bei alten oder geschwächten Menschen vor. Aber auch plötzliche intensive Angst oder ein Schock können zu solchen Durchfällen führen. Eine Methode, den Bauch zu erwärmen, ist die chinesische Wärmflasche. Das Besondere in diesem Fall ist, dass das wie üblich zubereitete Päckchen nicht aufgelegt wird, sondern Sie sich darauf setzen sollten. Während Ihr Bauch so von unten erwärmt wird, können Sie die Wirkung mit einer Tasse Anis-Fenchel-Tee optimieren.

Anis-Fenchel-Tee

Zutaten: 1 EL Anissamen (A; B), 1 EL Fenchelsamen (A; B)
Zubereitung: Kochen Sie die Samen mit 1 Tasse Wasser auf. Seihen Sie den Tee ab, und trinken Sie ihn sofort. Sie können Sie Anwendung mehrmals täglich wiederholen.
Anwendung: Bei wässrigen Durchfällen mit Schmerzen. Der Tee wärmt den Bauch.

Tipp: Wenn Sie, z. B. auf einer Reise, keinen Tee kochen können, sollten Sie, wie beim Pfefferminzwasser (siehe Seite 31), drei Tropfen Pfefferminzöl mit einer Tasse heißem Wasser trinken.

Die Pfefferkur

Zutaten: 1 EL schwarze Pfefferkörner
Zubereitung: Mahlen Sie die Pfefferkörner, und füllen Sie dieses Pulver in Ihren Bauchnabel. Decken Sie den Nabel mit einem feuchten Stückchen Gaze oder Stoff ab, und legen Sie nun eine Wärmflasche darüber. Entfernen Sie alles nach 10 Minuten. Wiederholen Sie diese Kur alle 2 Tage.
Anwendung: Um Durchfall durch Yang-Schwäche zu kurieren, muss vor allen Dingen der Unterleib erwärmt werden; ideal ist diese Kur.
Tipp Bei der Pfefferkur muss der Pfeffer unbedingt frisch gemahlen oder gemörsert sein, sonst ist er wirkungslos. Bei empfindlicher Haut kann die Kur zu leichten Reizungen führen.

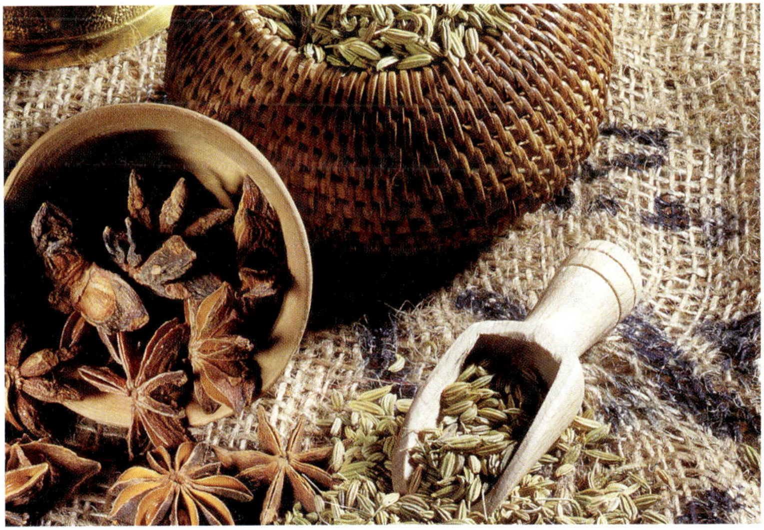

Anis und Fenchel wirken gut gegen Durchfall und andere Störungen im Magen-Darm-Bereich. Der Tee sollte mehrmals täglich getrunken werden. Vorsicht: Bei anhaltendem Durchfall muss in jedem Fall der Arzt konsultiert werden.

Durchfall im Sommer

Wer kennt sie nicht, die berühmte »Rache des Montezuma« bei Reisen in feuchtheiße Länder? Die Gefahr erhöht sich, wenn in erhitztem Zustand eiskalte Getränke getrunken oder nur noch Obst, Säfte und Bier konsumiert werden. Dies unterbricht die natürliche Schweißabsonderung: Hitze und Feuchtigkeit stauen sich im Inneren, es kommt zu wässrigen Sommerdurchfällen.

Sommerhitzetee

Zutaten: 6 EL grüne Teeblätter (B; C), 5 Beutel Pfefferminztee oder 1 Sträußchen frische Pfefferminze (A; B), weißer Zucker nach Geschmack

Zubereitung: Brühen Sie die Zutaten mit 1/2 Liter Wasser auf. Lassen Sie den Tee 10 Minuten lang ziehen. Er sollte warm, mit etwas weißem Zucker, nach und nach getrunken werden.

Anwendung: Bei Reisediarrhö oder Sommergrippe mit benebeltem Kopf ist das die Geheimwaffe der chinesischen Hausapotheke.

Wenn Sie zu denjenigen Menschen gehören, die sich seit Jahren vergeblich bemühen, abzuspecken: Begeben Sie sich besser in die Hände von Fachleuten der chinesischen Medizin. Diese werden Ihnen wahrscheinlich raten, so lange keine Diäten mehr zu machen, bis Ihr Stoffwechsel sich wieder normalisiert hat. Dabei helfen Akupunktur und chinesische Kräuter.

Übergewicht und Zellulite

Die Ursachen für Übergewicht sind vielfältig, und all diejenigen Menschen, die sich seit Jahren mit Diäten plagen, erleben selten einen richtigen Durchbruch. Bei weniger schlimmen Gewichtsproblemen empfiehlt sich eine ganz einfache Kur: Essen Sie möglichst viel frisches Gemüse und Kohlenhydrate, wie Reis oder (Vollkorn-)Nudeln. Wurst sollte stark reduziert werden. Zucker, Milchprodukte, auch Joghurt und Käse, sowie Alkohol sind verboten. Bei gelegentlichem Hunger auf Süßes helfen Obst oder ein Löffel Honig. Besonders Menschen, die sich für andere aufopfern und dabei selbst oft zu kurz kommen, neigen dazu, zu viel zu essen oder haben regelrechte Heißhungerattacken. Gegen solche Attacken hilft der »Persönliche Tee der Göttin Guanyin« auf Seite 91. Brühen Sie sich vor jeder Mahlzeit oder wenn Sie Lust auf Süßes bekommen, eine Tasse davon auf, und Sie fühlen sich sofort wundervoll gesättigt und beruhigt.

Die entgiftende Frühlingskur

Zutaten: 1 g Pfirsichblüten (aus dem Garten)

Zubereitung: Die Blüten werden mit 1/4 Liter kochendem Wasser überbrüht und für 10 Minuten ziehen gelassen. Dieser Tee wird mindestens 2 Wochen lang jeweils morgens und abends getrunken.

Anwendung: Der Tee reinigt die Blutgefäße, verbessert den Stoffwechsel, hilft, eingelagerte Fettdepots zu schmelzen, und macht einen frischen Teint.

Achtung bei der entgiftenden Frühlingskur: Essen Sie während der Kur keinerlei tierisches Eiweiß!

Die rote Kur

Zutaten: 1 TL Tuocha- oder Pu-erh-Tee (A; B; C)
oder 1 Teeziegel

Zubereitung: Bringen Sie 1/2 Liter Wasser in einem Emailtopf zum Kochen. Geben Sie die Teeblätter bzw. 1 Stück Teeziegel in das Wasser. Kurz aufkochen lassen; dabei rühren Sie kurz um, so dass sich alle Blätter voneinander trennen. Der Tee wird vom Herd genommen und sollte noch für 10 Minuten zugedeckt ziehen. Trinken Sie mindestens 3 Tassen täglich – nach jeder Mahlzeit und auch zwischendurch.

Anwendung: Der Tee unterstützt Körper und Geist beim Abnehmen. Die rote Farbe von Nahrungsmitteln, z. B. Chilischoten, schürt nach chinesischer Auffassung das Feuer im Körper. Dadurch werden Sie einerseits angeregt und glücklich, andererseits wird Fett verbrannt.

Bei der roten Kur zählt die Farbe der Lebensmittel. Statt jetzt Berge von Kirschen oder Tomaten zu essen, trinken Sie nach jeder Mahlzeit und möglichst auch zwischendurch roten Tee.

Kleiner Leitfaden der roten Tees

- Roter Tee, der überall erhältlich ist, ist Wulong-Tee. Eine viel intensivere Röte ergeben die Aufgüsse von Tuocha-Tee und Pu-erh-Tee.
- Tuocha erhalten Sie in Form von runden gepressten Teeziegeln. Von diesen müssen Sie vor der Zubereitung ein Stückchen abbrechen. Neuerdings gibt es auch Miniaturziegel, die im Ganzen verwendet werden.
- Seit kurzem gibt es Tuocha-Tee und Pu-erh-Tee geprüfter Qualität auch in Apotheken und Reformhäusern als »Abmagerungstees«.
- Für Chinesen sind beide Tees normale, eher billige Haustees, die seit Jahrhunderten zur Unterstützung der Verdauung und des Stoffwechsels getrunken werden. Im Chinaladen kosten sie daher weniger.

Den Wasserhaushalt ausgleichen

Dass Schleimhäute Feuchtigkeit absondern, ist eigentlich normal. Gelegentlich aber tun sie dies im Übermaß, und es kann zu Ausfluss kommen, manchmal verbunden mit Juckreiz und Entzündungen. Ausfluss kann sehr viele Ursachen haben; entsprechend unterschiedlich wird er von der chinesischen Medizin behandelt.

Wenn die Erde die Nahrung nicht in Energie umwandelt, kühlt der Körper ab. Wasser, das eigentlich als feiner Nebel im Körper zirkulieren sollte, um Haut und Schleimhäute zu befeuchten, kühlt ab, sackt nach unten und behindert die Durchblutung. Es kommt zu Ausfluss, kalten Füßen, schweren Beinen, Krampfadern und Fußpilz. Auch wird die Haut oft trocken und schuppig. Dies würde durch einfache Entwässerung eher verschlimmert. Besser ist es, die Funktion der Erde zu stärken, damit die Feuchtigkeit wieder zirkulieren kann.

Ausfluss

Gerstentee

Zutaten: 30 g so genannte chinesische Gerste (C) bzw.
Semen Coicis (D)

Zubereitung: Die Körner in 1/2 Liter Wasser 20 Minuten lang bei geringer Hitze kochen. Der Tee wird morgens auf nüchternen Magen getrunken. Die Kur mindestens 2 Wochen lang fortsetzen.

Anwendung: Bei starkem, weißem Ausfluss, schwachem Bindegewebe mit einer Tendenz zu diffusen Wassereinlagerungen und Schwellungen, ständiger Müdigkeit, gedunsenen Augen, häufigen blauen Flecken sowie Entzündungen trocknet der Tee die zu feuchte Erde.

Ginkgotee

Zutaten: 40 g Ginkgosamen bzw. Semen Ginkgo (D), 20 g Semen Benincasae (D), 20 g Semen Loti (C; D), 12 g weißer Pfeffer (B), brauner Zucker nach Geschmack (B)

Zubereitung: Alle Zutaten werden im Mörser leicht zerstoßen und 20 Minuten lang in Wasser gekocht. Nach dem Abgießen können Sie den Tee trinken. Die Menge reicht für 1 Tag. Die Einnahme beginnt am 1. Tag der Menstruation und wird 10 Tage lang fortgesetzt.

Anwendung: Zur Regulierung von Feuchtigkeit bei starkem Ausfluss, verbunden mit Brennen und Juckreiz, wird dieser Tee empfohlen.

Dicke Beine, Ödeme, Krampfadern

Kürbisschalentee

Zutaten: 200 g Kürbisschale oder 150 g Wassermelonenschale, jeweils mit dem harten grünen Fruchtfleisch (B) (für getrocknete Schalen die halbe Menge rechnen)
Zubereitung: Die Schale wird mit 1 Liter Wasser 10 Minuten lang gekocht, und das Kochwasser im Lauf des Tages getrunken.
Anwendung: Zur kühlenden Entwässerung bei angeschwollenen Beinen in heißen Sommern gibt es kaum ein besseres Hausmittel.

Die Samen und Schalen von Melonen und Kürbissen werden bei vielen Störungen des Wasserhaushalts verwendet. Eine der häufigsten dieser Störungen sind sicherlich geschwollene und schwere Beine. Achtung: Während einer Kürbisschalenteekur ist Alkoholkonsum verboten oder sollte zumindest stark eingeschränkt werden.

Tee, der Wasser durch Blut ersetzt

Zutaten: 90 g frische, ungeröstete Erdnüsse mit dem braunen Häutchen (C), 90 g kleine rote Bohnen (C), 90 g Jujuben (»rote Datteln«) (C), 2 Zimtstangen (B)
Zubereitung: Alle Zutaten werden in 2 Liter Wasser 30 Minuten lang gekocht. Die Flüssigkeit wird abgeseiht und über 2 Tage verteilt getrunken. Sie sollten die Kur mindestens 2 Wochen lang fortsetzen.
Anwendung: Wenn durch Anschwellen der Beine die Durchblutung blockiert wird und es zu Krampfadern und extrem trockener, spröder oder nässender Haut kommt, stärkt diese Kur die Gefäße und verbessert die Durchblutung. Gleichzeitig wird sanft Wasser ausgeschieden.

Pilzerkrankungen der Füße oder Nägel

Tinktur gegen feuchte Haut

Zutaten: 3 EL Alaun (A), 3 EL getrocknetes Ingwerpulver (B)
Zubereitung: Kochen Sie die Zutaten in 1/2 Liter Wasser auf. Der Topf wird vom Herd genommen und so lange stehen gelassen, bis sich der Großteil des Pulvers am Topfboden abgesetzt hat. Nun wird die Flüssigkeit vorsichtig in eine Sprühflasche abgegossen. Besprühen Sie jeden Morgen nach dem Duschen und Abtrocknen die Zehen und Zehenzwischenräume mit der Tinktur. Danach nicht mehr abtrocknen.
Anwendung: Diese Kur sollte bis zum Verschwinden des Pilzes fortgesetzt werden.

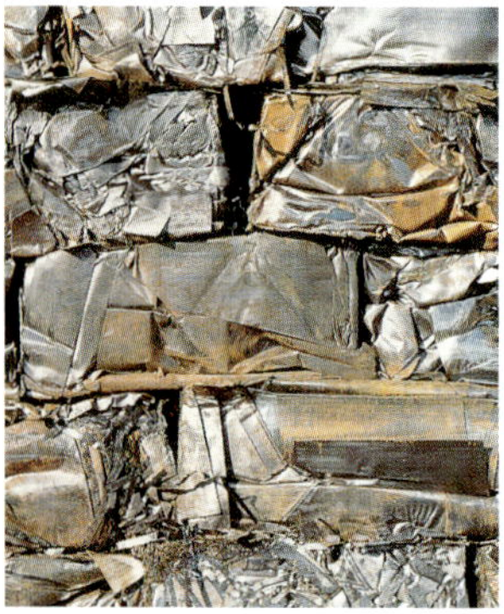

Metall steht in der chinesischen Medizin u. a. für den Herbst und die Lebenserfahrung.

Metall – Lunge, Nase, Haut und Darm heilen

Das Metall ist unser Schutzschild. Es gilt als rein und edel. Metallbetonte Menschen wirken oft unnahbar, schüchtern und förmlich. Sie lieben die reine Welt des logischen Denkens und der Mathematik. Mit anderen Menschen tun sie sich schwer, da sie leicht verletzt werden und sich daher gern abgrenzen. Wind und Regen, Sonne und Kälte, verschmutzte Luft, Bakterien und Allergene werden vom Metall abgewehrt. Die entsprechenden Organe sind Lunge, Haut, Schleimhäute und Nase. Das Metall schirmt nicht nur ab, es scheidet auch aus. Daher wird auch der Dickdarm zum Metall gezählt.

Die Metallorgane Haut, Nase, Lunge und Dickdarm reagieren hochempfindlich auf Trockenheit, besonders in Verbindung mit Hitze, wie sie z. B. in klimatisierten Büros herrscht. Da große Teile Chinas Wüstengebiete sind, besitzen die Chinesen viel Erfahrung mit Trockenheit. Die TCM behandelt z. B. Hautkrankheiten nicht von außen, sondern von innen.

Erkältung

Bei akuten Angriffen durch Kälte und Feuchtigkeit macht sich die Ausscheidungsfunktion der Metall-Organe durch Schwitzen und laufende Nase oder Rasseln der Bronchien unangenehm bemerkbar.

Erröten

Die Lunge leidet besonders unter Hitze, denn Feuer greift vor allem das Metall an und bringt es »zum Schmelzen«. Dies passiert z. B., wenn schüchterne Menschen erröten. Manchmal ist dies erwünscht, wenn nämlich übertrieben steife und abweisende Menschen unter dem Ansturm von Wärme und Herzlichkeit richtiggehend auftauen.

Hautprobleme

Unter dem Einfluss von stärkerer Hitze beginnt das kühle Metall buchstäblich zu glühen. Das einfachste Beispiel ist der Sonnenbrand. Auch bei anderen Rötungen der Haut und Schleimhäute, Bindehautentzündung oder Neurodermitis wird das Metall von Hitze angegriffen. Wenn Feuchtigkeit und Hitze gemeinsam auftreten, kommt es zu roten und nässenden Ekzemen.

Trockenheit

Am meisten leidet das Metall jedoch nicht unter Feuchtigkeit und Hitze, sondern unter Trockenheit. Bei Trockenheit kommt es zu trockener Haut, trockenem hartem Stuhl, trockenen Augen, trockenem Mund und trockenem Hüsteln. Ursachen für Trockenheit können trockenes Klima, Heizungsluft und Klimaanlagen sein. Die Trockenheit der Haut entsteht nicht nur von außen. Eine Ursache kann Säftemangel im Inneren sein, wodurch die Hauternährung verschlechtert wird. Die Ernährung von innen ist Aufgabe der Erde, da sie das Metall stärkt.

Besonders empfindlich auf Trockenheit reagieren oft Frauen. Beliebte und häufig verwendete chinesische Hausmittel gegen Trockenheit sind Honig und Sesamöl. Innerlich angewandt, helfen sie bei chronischer Verstopfung, äußerlich angewandt, befeuchten und nähren sie Haut und Schleimhäute.

Gleichgültig, wie sehr man sich eincremt, die Haut bleibt doch trocken und gereizt und reagiert manchmal geradezu allergisch auf die vielen gut gemeinten »Ernährungsversuche« von außen. Bei all dem sollte nicht vergessen werden, dass die Ernährung aller Körperteile, auch der Haut, von innen erfolgen muss.

Rundumschutz bei Erkältung

Einige Vorbeugungsregeln können helfen, das Schlimmste bei Erkältungen zu verhindern. Dass wir uns bei Erkältungswetter ausreichend anziehen und vor nassen Füßen schützen, ist bekannt. Wichtiger ist es nach chinesischer Auffassung, unseren energetischen Schutzschirm niemals zusammenbrechen zu lassen. Die Energiequelle für diesen Schutzschirm ist unser Stoffwechsel, die Erde. Daher heißt es: »Die Erde bringt Metall hervor.«

Praktisch bedeutet dies: Bei Erkältungswetter niemals mit nüchternem Magen ins Freie gehen. Bevor Sie also das Haus verlassen, denken Sie nicht nur an Mütze und Schal, sondern auch daran, eine Kleinigkeit wie einen Apfel oder ein Stück Brot zu sich zu nehmen. Gut kauen, ein paar Minuten warten, und Ihr ausgehungertes Immunsystem ist wieder mit Energie versorgt. Besonders wichtig ist dies für Kinder, die nach chinesischer Auffassung durch ständige Erkältungen nicht abgehärtet, sondern von wichtigeren Aufgaben, wie z. B. zu wachsen und zu lernen, abgehalten werden.

Was Sie bei Erkältung niemals tun sollten

Die Behandlung von Infektionen wie Grippe oder Darmgrippe wird in China so wichtig genommen, dass es in der traditionellen chinesischen Medizin ein eigenes Fachgebiet dafür gibt.

▶ Heiße Milch mit Honig trinken: Dieses beliebte Hausmittel ist gut, aber eher bei Unruhe und Einschlafstörungen. Bei Erkältungen verklebt und verschleimt es den Körper und führt erst recht zu einer triefenden Nase und verschleimten Bronchien.

▶ Aspirin einnehmen und dann gleich nach draußen gehen: Aspirin wirkt schweißtreibend, auch wenn Sie es nicht merken. Wenn Sie so nach draußen gehen, erkälten Sie sich gleich noch einmal.

▶ Große Mengen Zitronen- oder Orangensaft zu sich nehmen: Vitamin C ist ein wichtiges Mittel zur Vorbeugung. Wenn Sie sich bereits erkältet haben, kann von Vorbeugung kaum noch die Rede sein. Dafür kühlen Zitrusfrüchte nach der chinesischen Ernährungslehre den Körper weiter ab und können ihn, besonders wenn sie ohne die weißen Häutchen konsumiert werden, wie eben in Form von Saft, sogar verschleimen. Wenn Sie Ihren Vitamin-C-Bedarf decken wollen, dann tun Sie dies rechtzeitig durch regelmäßigen Verzehr von frischem Obst und Gemüse. Während einer Erkältung besonders empfehlenswerte Lieferanten von Vitamin C sind: Kartoffeln, Petersilie und scharfer Paprika.

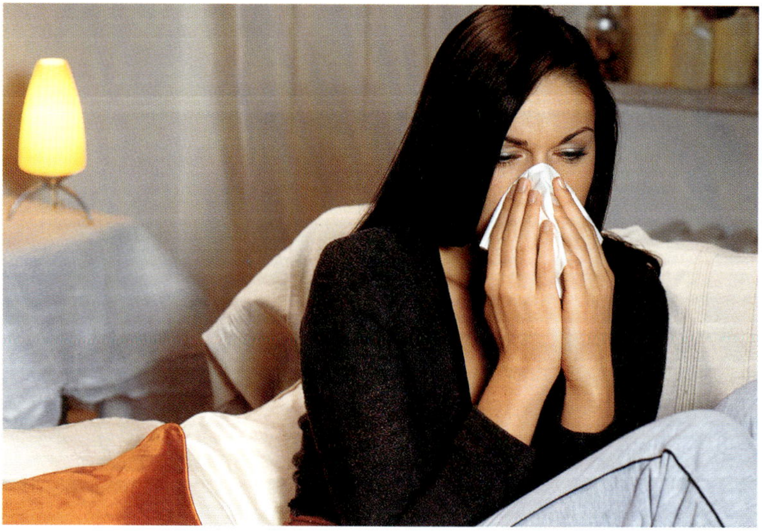

Bei einer Erkältung ist es nach wie vor am besten, wenn Sie sich warm halten. Trinken Sie chinesische Erkältungstees, essen Sie frisches Gemüse, und gönnen Sie sich Ruhe. Wenn sich aber hohes Fieber mit Kopfschmerzen einstellt, sollten Sie den Arzt aufsuchen.

Einreibungen und chinesische Wärmflasche

Zutaten: einige Tropfen Chinaöl (Tigerbalsam oder japanisches Heilpflanzenöl), 1 Scheibe frischer Ingwer, chinesische Wärmflasche

Zubereitung: Massieren Sie sich das Chinaöl in den Nacken und zwischen die Schulterblätter, oder reiben Sie die Gegend mit einer frischen Ingwerscheibe ein. Darauf packen Sie dann die chinesische Wärmflasche. Vielleicht legen Sie sich auch lieber mit der oberen Rückenpartie auf die chinesische Wärmflasche. Wichtig ist, dass Sie sich gut zudecken. Denn wenn die Poren jetzt aufgehen und die Erkältung herauslassen, dann soll möglichst keine neue Erkältung durch die geöffneten Poren eindringen können.

Anwendung: Erkältungen dringen nach chinesischer Auffassung durch die Windpunkte im Nacken und am oberen Rücken in den Körper ein. Von dort verbreitet sich die Kälte zuerst im Rücken und den Armen und Beinen und verursacht dort Gliederschmerzen und Steifigkeit. Um die Kälte wieder zu den Windpunkten zurück zu ziehen und aus dem Körper zu leiten, hilft diese Anwendung.

Was die Hausmittel betrifft, so steht in China, wie im Westen, bei Erkältung das Schwitzen an erster Stelle. Dazu werden warme und aromatische Gewürze verwendet, die die Poren öffnen und die krank machende Kälte aus dem Körper herausleiten. Achtung: Zu starkes Schwitzen schwächt den Organismus.

Erkältung mit Erschöpfungsschnupfen

Pfeffer-Nudel-Brühe zur Erwärmung der Mitte

Zutaten: Fadennudeln, 1/2 Liter heiße Brühe, weiße Pfefferkörner

Zubereitung: Kochen Sie die Nudeln in der Brühe weich, und würzen Sie sie mit so viel frisch gemahlenem oder gemörsertem weißen Pfeffer, wie Sie vertragen. Trinken Sie die Brühe so heiß wie möglich, und essen Sie die Nudeln. Legen Sie sich danach ins Bett.

Anwendung: Wenn Sie zu Beginn einer Erkältung Müdigkeit oder Heißhunger auf Süßigkeiten verspüren, ist Ihre Erde besonders geschwächt. Typisch dafür ist eine leichte Triefnase oder Schnupfen ohne allzu starke Gliederschmerzen und ohne hohes Fieber. Mit gepfefferter Nudelsuppe schwitzen Sie nicht nur die Erkältung aus, die Nudeln stärken zusätzlich Ihre überstrapazierte Erde. Dadurch bekommt das Immunsystem neue Kraft.

Tipp Zur Stärkung Ihrer Abwehrenergie 1 Ingwerscheibe in den Bauchnabel legen. Darauf kommt eine chinesische Wärmflasche.

Erkältungen mit Gliederschmerzen und Fieber

Das klassische chinesische Hausmittel bei Erkältungen mit Gliederschmerzen, Frieren und Fieber ist Ingwersuppe. Bei den ersten Anzeichen einer solchen Erkältung sollten Sie alles stehen und liegen lassen und sich mit einer Ingwersuppe zum Schwitzen ins Bett legen. Wenn Ihnen dies rechtzeitig gelingt, ersparen Sie sich den gesamten Rest der Erkältung. Die Ingwersuppe ist von allen Hausmitteln gegen Erkältung das schmackhafteste.

Ingwersuppe

Zutaten: mindestens 15 g frischer Ingwer (B; C), brauner Zucker (B; C)

Zubereitung: Waschen Sie den Ingwer mit kaltem Wasser ab, und schneiden Sie ihn mitsamt der Haut in dünne Scheiben. Kochen Sie den Ingwer mit 1 Tasse Wasser kurz auf, süßen Sie nach Geschmack, und trinken Sie alles in kleinen Schlucken möglichst heiß. Danach ab ins Bett und leicht schwitzen; zur Verstärkung können Sie eine chinesische Wärmflasche in den Nacken legen. Bricht Ihnen nicht der Schweiß aus, sollten Sie die Prozedur wiederholen.

Anwendung: Die Ingwersuppe wird immer dann verwendet, wenn sich jemand richtig verkühlt hat, z. B. beim langen Warten auf den Bus an einer zugigen Haltestelle oder durch Tragen von zu wenig warmer Bekleidung.

Zwiebeltee, der das Metall befreit

Zutaten: 1 große Zwiebel und/oder das Weiße von 1 Bund möglichst alter und verschrumpelter Frühlingszwiebeln und/oder 5 Zehen Knoblauch, brauner Zucker (B)

Zubereitung: Waschen Sie die Zwiebel und/oder anderen Zutaten mit kaltem Wasser ab, und schneiden Sie sie mit der Haut in dünne Scheiben. Kochen Sie die Zwiebel mit 1 Tasse Wasser kurz auf, süßen Sie nach Geschmack, und trinken Sie alles in kleinen Schlucken möglichst heiß. Ins Bett legen und leicht schwitzen, möglichst eine chinesische Wärmflasche in den Nacken legen.

Anwendung: Der Tee hilft bei beginnender Erkältung mit Frieren und leichtem Husten oder verschleimten Bronchien. Zwiebeln und Frühlingszwiebeln sind besonders gut für die Bronchien und beugen Husten vor. Der Knoblauch wirkt besonders gut, wenn Sie Durchfall oder Bauchschmerzen haben.

Tipp In hartnäckigen Fällen können Sie die Zwiebeln und den Ingwer zusammen mit etwas braunem Zucker zu einer »Großen Erkältungssuppe« verarbeiten.

Erkältungsschnellkur für einen klaren Kopf

Dieses Rezept ist besonders geeignet, wenn Sie von der Erkältung einen benebelten Kopf haben oder sich völlig zerschlagen fühlen und keine Möglichkeit haben, sich auszuruhen. Die Kur reinigt Ihren Körper und schwemmt Grippeerreger und Schlacken aus, während Sie fit Ihren Pflichten nachgehen: Bringen Sie 1,5 Liter Wasser zum Kochen, und füllen Sie es in Thermosflaschen um. Dieses heiße Wasser wird nun im Verlauf von 1 Stunde schluckweise ganz ausgetrunken. Für diese Kur sollten Sie eine Toilette in Ihrer Nähe wissen! Nach ca. 30 Minuten zeigt Ihnen wiederholter starker Harndrang, dass Ihre Nieren begonnen haben, Schadstoffe aus dem Körper zu schwemmen. Der ganze Körper fühlt sich erleichtert, der Kopf ist wieder klar. Sollte die Erkältung am Abend wider Erwarten nicht bereits verschwunden sein, nutzen Sie nun die Gelegenheit zu einer Schwitzkur mit Ingwer.

Bei anhaltendem Husten sollten Sie sich schulmedizinisch untersuchen lassen, damit organische Ursachen oder gefährliche Infektionen ausgeschlossen werden können. Wenn nichts Schwerwiegendes vorliegt, dann steht Ihrer Selbstbehandlung aber nichts im Weg.

Husten lindern

Ein berühmter traditioneller Arzt sagte einmal: »Von allen Krankheiten ist der Husten am schwersten zu behandeln.« Er meinte damit keineswegs, dass Husten nicht auf Behandlungen anspräche. Das Problem ist vielmehr, dass die empfindliche Lunge auf Störungen fast jeder Art, innere und äußere, mit Heiserkeit, Hüsteln, Husten und Verschleimung reagieren kann. Da reicht es eben nicht, den Hustenreiz zu unterdrücken – die Ursache muss gefunden und beseitigt werden.

Husten durch Wind und Kälte, Bronchitis

Wird eine Erkältung verschleppt, oder ist das Metall sehr schwach, kommt es nicht selten zu chronischer Bronchitis mit ständigem Husten und weißlichem Auswurf. Jede kleine Verschlechterung der Luft, wie Smog oder Aufenthalt in schlecht belüfteten Räumen, wird zur Qual. Die Betroffenen sind gleichzeitig sehr infektanfällig. Wo andere ein bis zwei Tage lang Schnupfen bekommen, legen sie sich mit schwerem Husten für zwei Monate ins Bett. In der Behandlung geht es nicht mehr nur darum, eine Erkältung aus dem Körper zu beseitigen, vor allen Dingen muss das schwache Metall gestärkt werden, damit die Lunge nicht von jedem Lufthauch angegriffen wird.

Die Knoblauchkur hat's in sich: Sie werden sehen, im darauf folgenden Herbst bleiben Sie gesund. Mit geruchsarmen Knoblauchpillen aus dem Handel funktioniert die Kur leider nicht!

Knoblauchkur zur Stärkung des Metalls

Zutaten: 1 frische Ingwerknolle (B; C), 500 g Knoblauch (B; C)

Zubereitung: Den Ingwer kurz abwaschen und mit Schale in Scheiben schneiden. Den Knoblauch abziehen. Dann alle Zutaten im Mixer zerkleinern. Den Brei im Kühlschrank aufbewahren. Nehmen Sie morgens und abends 1 Esslöffel davon mit heißem Wasser ein. Setzen Sie diese Kur fort, bis alles aufgebraucht ist. Bei anhaltenden Beschwerden können Sie die Anwendung wiederholen.

Anwendung: Bei chronischer Bronchitis oder starker Infektanfälligkeit wirkt nichts wärmender und stärkender auf die Lunge und die Abwehrkräfte des Organismus als Knoblauch. Zur Vorbeugung gegen chronische Bronchitis, die sich im Herbst und Winter verschlimmert, wird außerdem empfohlen, diese Knoblauchkur im Sommer bis Spätsommer durchzuführen.

Tipp Die Zutaten für die Knoblauchkur sind am wirkungsvollsten, wenn sie schon älter und leicht verschrumpelt sind.

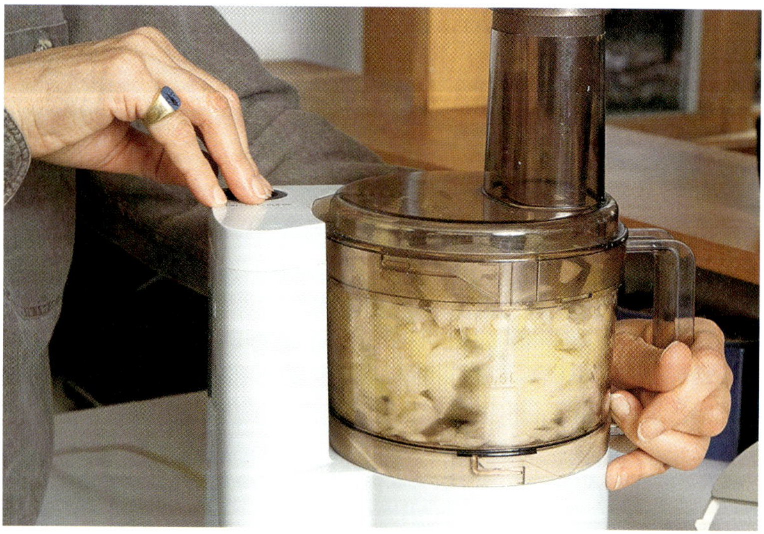

Knoblauch wirkt entzündungshemmend und antibiotisch, Ingwer stärkt die Lunge und ist schleimlösend. Der geschmacklich etwas gewöhnungsbedürftige Brei aus diesen beiden Zutaten ist gekühlt gut haltbar.

Ingwer-Walnuss-Elixier zur Lungenkräftigung

Zutaten: 50 g frischer Ingwer (B; C), 50 g brauner Zucker (B), 50 g Walnüsse (B)

Zubereitung: Den Ingwer abspülen und klein schneiden. Zusammen mit den übrigen Zutaten im Mixer zerkleinern und im Kühlschrank aufbewahren. Erwachsene sollten morgens und abends 1 Esslöffel davon mit heißem Wasser einnehmen, Kinder unter 5 Jahren 2-mal täglich 1 Teelöffel. Dieses fortsetzen, bis alles aufgebraucht ist.

Anwendung: Dieses Rezept hat dieselbe Indikation wie die Knoblauchkur, ist jedoch eine wohlschmeckende und vor allem »umweltfreundliche« Alternative, die auch für Kinder gut geeignet ist. Der Ingwer darf ruhig etwas verschrumpelt sein, da er nach chinesischer Auffassung erst im Alter seine wahre Kraft entfaltet.

Manchmal kann Husten durch rechtzeitige Anwendung der im Abschnitt über Erkältung beschriebenen Mittel, vor allem durch »Zwiebeltee, der das Metall befreit« (Seite 42), am Ausbruch gehindert werden.

Hustentrank für kleine Kinder

Zutaten: 1 EL Honig (B), 1/2 TL Sesamöl

Zubereitung: Für diesen Hustensaft werden einfach die Zutaten mit 1/2 Tasse sehr warmem Wasser vermischt – fertig!

Anwendung: Der Trank fördert das Abhusten und ruhigeren Schlaf.

Trockener Husten und ständiges Hüsteln

Oft entsteht Husten durch Trockenheit und Säftemangel, vor allem bei älteren Menschen, gelegentlich auch nach Entbindungen, schweren Operationen oder nach Bestrahlungen. Es handelt sich um ein schwächliches und kraftloses Hüsteln. Quälend sind vor allem die trockenen Schleimhäute. Auch der Stuhl kann sehr trocken sein.

Lebensmittel, die helfen, trockene Schleimhäute zu befeuchten, sind Birnen und Mandeln. Täglich etwas frisch gedünstetes Birnenkompott oder eine Mandelmilch, aus etwas Mandelmus und Wasser schnell gemixt, sind wohlschmeckend und helfen gut.

Maulbeertee

Zutaten: 2 EL Maulbeerfrüchte (aus türkischen Lebensmittelgeschäften) bzw. Fructus Mori (D)

Zubereitung: Überbrühen Sie die Beeren mit 1 Tasse kochendem Wasser. Lassen Sie das Ganze noch einmal kurz aufkochen und etwa 10 Minuten lang ziehen. Der Tee sollte über längere Zeit morgens und abends getrunken werden.

Sonnenblumensuppe

Zutaten: 2 ganze Sonnenblumenblüten ohne Blütenblätter, 200 g Kandiszucker

Zubereitung: Die Blüten werden mit kaltem Wasser abgespült, grob zerschnitten und mit Wasser und dem Kandiszucker 40 Minuten lang zugedeckt gekocht. Die Brühe wird in eine Flasche gefüllt und im Verlauf von 6 Tagen jeweils abends getrunken.

Vor allem gezuckerte und aromatisierte Fruchtmixe sollten bei einer Lungenverschleimung bei Kindern nicht auf den Tisch kommen. Informieren Sie sich über chinesische Ernährung. Beratungen dazu werden in den meisten Städten angeboten. Mit einer sinnvollen Ernährung ersparen Sie Ihrem Kind nicht selten eine langwierige Behandlung.

Lungenverschleimung

Oft sind Kinder von diesem Leiden betroffen. Zu nahezu jeder Jahreszeit rasselt es in ihrer Lunge. Die Nase ist zu, und aufgrund der zugeschwollenen Tuben kommt es oft zusätzlich zu chronischer Mittelohrentzündung.

Die allererste und wichtigste Maßnahme in einem solchen Fall lautet: Alle Süßigkeiten und Milchprodukte werden sofort kompromisslos vom Speiseplan gestrichen. Dies gilt auch für Fruchtsäfte und Limonaden, ganz gleich, wie sehr sie angeblich mit Kalzium, Vitaminen u. Ä. angereichert sein mögen.

Rettich – Geheimwaffe gegen Verschleimung

Rettichsaft gegen Schleim in der Brust

▶ **Zutaten:** 1 schwarzer Rettich (B), Malzzucker bzw Maltose (A; D)

▶ **Zubereitung:** Den Rettich in dünne Scheiben schneiden und mit Malzzucker beträufeln. Lassen Sie den Saft über Nacht zugedeckt ziehen. Kleinkinder bis 3 Jahre nehmen 3-mal täglich 1 Teelöffel des Safts, ältere Kinder entsprechend mehr.

▶ **Anwendung:** Der Saft lindert Husten mit viel Auswurf.

Rettichtee

▶ **Zutaten:** 1 schwarzer Rettich, 5 Scheiben Ingwer, 1 Birne

▶ **Zubereitung:** Alle Zutaten werden abends möglichst klein geschnitten bzw. geraspelt. Mit 300 Milliliter kochendem Wasser überbrühen und zugedeckt 10 Minuten lang ziehen lassen. Auf einmal trinken.

▶ **Anwendung:** Besonders zäher Schleim bei quälendem Husten bei Erwachsenen wird mit diesem Rezept leichter abgehustet.

Raucherhusten

Huflattichtee

Zutaten: 10 g Huflattichblätter

Zubereitung: Überbrühen Sie die Blätter mit kochendem Wasser, und trinken Sie den Tee morgens auf nüchternen Magen.

Reisessig-Reinigungskur für Haut und Lunge

Zutaten: 200 g schwarzer Reisessig, 200 g weißer Kandis (B; C)

Zubereitung: Kochen Sie die Zutaten kurz zusammen auf – fertig! Kurmäßig wird 2-mal täglich 1 Schnapsglas voll davon eingenommen.

Anwendung: Bei Raucherhusten mit gelblichem Auswurf und schlechter trockener Haut klärt diese Kur Lunge und Haut.

Ein gutes Mittel gegen trockenen Husten und nervliche Erschöpfung ist der »Lilienzwiebeltee« auf Seite 79. Sie können ihn mit Honig süßen.

Reizhusten oder ständiges Hüsteln

Diese Hustenformen gehen nach chinesischer Auffassung nicht unbedingt von der Lunge aus, sondern werden durch Hitze oder Feuer ausgelöst. Es heißt: »Feuer greift Metall an.« Nicht selten ist der Husten sehr quälend. Die Betroffenen können nicht schlafen und haben, besonders nachts, das Gefühl, sich die Lunge aus dem Hals zu husten. Wenn der Husten akut aufgetreten ist, z. B. nach einem Wetterumschwung im Sommer, kann es sein, dass Sie sich nicht erkältet, sondern erwärmt haben. Weitere häufige Symptome sind Heiserkeit und Rötung des Halses oder Fieber. Das Motto lautet: die übermäßige Hitze kühlen, z. B. mit der kühlenden Pfefferminze oder mit Chrysanthemenblüten.

Kleiner Windhitzetee

Zutaten: 3 g Süßholz (A; C; D), 9 g Minze (A; B), weißer Zucker (B)

Zubereitung: Das Süßholz wird in 1/2 Liter Wasser für 10 Minuten leicht gekocht. Die Minze zugeben und alles abgedeckt 10 Minuten lang stehen lassen. Dann können Sie den Tee gesüßt trinken.

Anwendung: Bei Sommergrippe mit Husten, Fieber oder kratzigem Hals schwört die chinesische Hausapotheke auf diesen Tee.

Als Wundermittel für die Lunge und die Haut gilt in China der schwarze Reisessig. Sie erhalten ihn nur im Chinaladen. Andere Essigsorten wirken nicht so gut. Die Mischung für die Reisessigkur sollte in einer dunklen Flasche aufbewahrt werden.

Die Zutaten für den Aprikosen-Chrysanthemen-Tee erhalten Sie im Chinaladen oder im Versand.

Kur zur Kühlung von Lunge und Haut

▶ **Zutaten:** 6 g Aprikosenkerne (C) bzw. Semen Armeniacae (D), 6 g Chrysanthemenblüten (C) bzw. Flores Chrysanthemi (D)

▶ **Zubereitung:** Die Zutaten in 300 Milliliter Wasser kurz aufkochen und 10 Minuten lang ziehen lassen. Trinken Sie den Tee 3-mal täglich.

▶ **Anwendung:** Der Tee hilft bei trockenem Reizhusten oder geröteter, trockener Haut. Er befeuchtet Haut und Schleimhäute von innen, wenn sie durch Klimaanlagen oder in der kalten Jahreszeit durch Heizungsluft geschädigt sind und zu Gereiztheit und Rötungen neigen.

Lungenschnee

Zutaten: 1 Tasse Sojamilch (B), 1 Ei (B), weißer Zucker oder Honig
Zubereitung: Bringen Sie die Sojamilch zum Kochen. Vom Herd nehmen und mit dem Schneebesen oder Elektroquirl das Ei hineinschlagen, so dass die Milch schön schaumig wird; leicht süßen. Auf der Basis der chinesischen Organuhr wird die Milch morgens früh gegen 5 Uhr eingenommen. Täglich trinken.
Anwendung: Wenn der Reizhusten sehr quälend wird und eventuell sogar kleine Mengen Blut ausgehustet werden, hilft dieses Getränk.

Um den heißen Qualm bei der Erdnusskur zu inhalieren, sollte die Spitze der Papiertüte nicht direkt in die Nase eingeführt, sondern der Qualm aus einer gewissen Entfernung eingeatmet werden.

So wird die Nase wieder frei

Laufende Nase

Nasenräucherung mit Erdnüssen

Zutaten: pro Tag 7 frische Erdnüsse mit braunem Häutchen (B; C)
Zubereitung: Legen Sie die Erdnüsse in einen trockenen Eisentopf. Aus Pergamentpapier wird eine Tüte gedreht und über den Topf gestülpt, so dass die Spitze der Tüte wie ein Schornstein nach oben zeigt. Die nach oben ragende Spitze sollte ein wenig offen sein. Nun werden die Erdnüsse unter gelegentlichem Schütteln erhitzt, bis die braunen Häute der Erdnüsse zu verbrennen beginnen. Der aus dem Pergamentschornstein aufsteigende Qualm wird durch die Spitze der

Papiertüte abwechselnd in beide Nasenlöcher inhaliert, wozu jeweils das andere Nasenloch zugehalten wird. Machen Sie täglich 3 Züge für jedes Nasenloch. Setzen Sie die Kur 1 Monat lang fort.
Anwendung: Schnupfen beginnt mit einem Kribbeln, dann fängt die Nase an zu triefen, bis zuletzt die Haut um die Nasenlöcher von dem ätzenden Sekret entzündet ist. Für die chronische »Triefnase« empfiehlt sich diese Kur, die zwar ein wenig umständlich erscheint, dafür aber umso effektiver ist.
Vorsicht Damit Sie nicht husten müssen, sollten Sie nur ganz flach schnüffeln und auf keinen Fall den Qualm tief in die Lunge einatmen. Nicht zu nahe über den heißen Topf beugen, um Verbrennungen zu vermeiden!

Menschen, die fast das ganze Jahr über mit geschwollener und entzündeter Nase leben, greifen oft zu Nasensprays. Diese wirken sofort, die Schleimhäute schwellen ab, und die Atmung wird frei. Aber leider ist der Effekt nicht von Dauer, und es muss erneut gesprüht werden. Nach einiger Zeit können die Betroffenen nur noch atmen, wenn sie unaufhörlich sprühen.

Trockene Nase

Trockenheit der Nasenschleimhäute äußert sich durch Jucken und Borkenbildung. Spätestens dann sollten antiallergische Mittel und vor allem Nasensprays abgesetzt werden.

Tinktur zur Wiederbelebung der Nase

Zutaten: 1 Knoblauchzehe (B), physiologische Kochsalzlösung (A)
Zubereitung: Zerdrücken Sie den Knoblauch, und vermischen Sie den entstehenden Saft mit einigen Tropfen physiologischer Kochsalzlösung. Die Menge des Knoblauchsafts und die Menge an Kochsalzlösung sollten in etwa gleich sein. Die Mischung wird nun mit einem kleinen Wattebausch aufgesaugt und der Wattebausch in die Nase eingeführt. Lassen Sie den Wattebausch möglichst für einige Minuten dort, und wiederholen Sie dies 3-mal täglich. Die Kur wird fortgesetzt, bis die Nasenschleimhaut wieder abgeheilt ist.
Anwendung: Wenn die Nasenschleimhäute erste Schäden zeigen und beginnen, nach und nach abzusterben, oder wenn der Geruchssinn nachlässt, ist dies ein deutliches Alarmzeichen. Ist die Schleimhaut erst einmal zerfallen, kommt es zur unheilbaren so genannten Stinknase. Warten Sie daher nicht zu lange, und beginnen Sie möglichst bald mit der hier vorgestellten Kur.

Sesamöl und Honig – Heilung für die Nase

▶ Sesamöl lindert Entzündungen der Haut und lässt kleine Verletzungen und Verbrennungen schneller abheilen. Wenn die Nase trocken ist oder wenn sich im Lauf einer akuten Erkältung die Umgebung der Nasenlöcher entzündet hat, hilft Sesamöl ebenfalls. Bei trockenen Nasenschleimhäuten tröpfeln Sie mit einer kleinen Pipette täglich 3 Tropfen Sesamöl in jedes Nasenloch. Bei Entzündungen der Nasenumgebung wird die Haut mit Sesamöl betupft.

▶ Eine kleine Menge Honig wird in einem Töpfchen leicht erwärmt und mit einem Wattestäbchen in die Nase gebracht. Honig zieht Wasser und verhindert das Bakterienwachstum. Täglich 1-mal angewendet, verhindert dies Juckreiz und Borkenbildung.

Rote Nase, rotes Gesicht, Erröten

Zur Befeuchtung der trockenen Nase werden Honig und Sesamöl direkt auf die betroffenen Stellen aufgetragen. Sesamöl erhalten Sie als Lebensmittel im Chinaladen oder in Feinkostabteilungen großer Kaufhäuser. Sie bekommen es auch in Läden, die auf Zutaten für selbst gemachte Kosmetika spezialisiert sind.

Rote Nasen werden in China wie bei uns als Schnapsnasen bezeichnet. Denn Schnaps ist heiß und gilt als Feuer. Wenn Feuer Metall angreift, kommt es zu Rötungen der Haut. Nicht immer aber ist der Schnaps an roten Nasen schuld.

Ginkgoblättertee

Zutaten: 2 EL Ginkgoblätter oder 1 Teebeutel Ginkgotee (A)
Zubereitung: Die Ginkgoblätter mit 1/4 Liter kochendem Wasser überbrühen und 10 Minuten lang zudeckt ziehen lassen. Für eine Kur sollten Sie den Tee 8 Wochen lang 3-mal täglich trinken.
Anwendung: Manche Nasen sind an der kalten Außenluft bleich, röten sich aber jedesmal beim Betreten eines geheizten Raums. Wenn Finger, Zehen, Ohren und die Nasenspitze öfter erst weiß und dann rot werden, hilft dieser Tee, die arterielle Durchblutung zu verbessern.

Ginkgosamentee zur Regulierung des Herzfeuers

Zutaten: 5 g Ginkgosamen (Semen Ginkgo) (D), 5 rote Datteln (Fructus Jujubae) (D), 2 g Zimtzweige (Ramuli Cinnamomi) (D), 1 g Radix Glycyrrhizae praep. (D)

Zubereitung: Alle Zutaten in 1/2 Liter Wasser 10 Minuten lang kochen lassen. Den Tee über den Tag verteilt einnehmen. Sie sollten die Kur 2 Wochen lang fortsetzen.
Anwendung: Mit einer roten Nase sind häufig ausgerechnet schüchterne und zart besaitete Menschen geplagt. Sobald diese ins Warme oder unter Menschen kommen, beginnen ihr Gesicht und besonders die Nase zu glühen. Der Tee soll dies verhindern.

Ginkgosamentee zur Regulierung des Herzfeuers hilft nicht nur gegen die rote Nase, es verhilft zartbesaiteten Menschen zu mehr innerer Festigkeit.

Erfrierungen an der Nase

Zimt-Ginkgo-Tee

Zutaten: 1 Zimtstange (B), 2 EL Ginkgoblätter oder
1 Teebeutel Ginkgotee (A)
Zubereitung: Geben Sie die Zimtstange in 1/4 Liter Wasser. Bringen Sie das Wasser zum Kochen, geben die Ginkgoblätter zu und lassen alles zugedeckt 10 Minuten lang ziehen. Sie sollten 3-mal täglich 1 Tasse von dem Tee trinken.
Anwendung: Bei einer akuten Erfrierung der Nase (oder anderer Körperteile) hilft Zimt-Ginkgo-Tee.

Erweiterte Äderchen

Gardeniensamentee

Zutaten: 8 g Gardeniensamen (Fructus Gardeniae) (A), 1 g Myrrhe (A), 1 g Olibanum (A), 1 g Zimtzweige (Ramuli Cinnamomi) (D)
Zubereitung: Kochen Sie die Zutaten 10 Minuten lang in 1/2 Liter Wasser. Nehmen Sie diesen Tee über 1 Tag verteilt ein. Zusätzlich öfter einige Tropfen des Tees in die betroffenen Hautstellen einmassieren. Die Kur sollte 10 Tage dauern. Für 3 Tage pausieren und bei Bedarf den Tee weitere 10 Tage lang einnehmen.
Anwendung: Manche Nasen oder auch Wangen bleiben immer rot. Bleiben die Blutgefäße im Gesicht längere Zeit erweitert, wird aus dem Rot ein Violett, und die Haut auf der Nase wird sehr großporig und verdickt. Dagegen wird dieser Tee empfohlen, der allerdings leider kein besonderer Genuss ist.

Bevor Sie sich bei chronisch roter Nase, erweiterten Blutgefäßen im Gesicht und sehr groben Poren zu einer Lasertherapie entschließen, können Sie es mit dem Gardeniensamentee versuchen.

Hautprobleme sanft lösen

Akne und unreine Haut

Großporige Haut, Mitesser, Akne und ähnliche Ärgernisse gelten als eines der Leiden der Jugend. Neben einer großen Anzahl ebenso kostspieliger wie wirkungsloser Mittel zur Desinfektion und Entfettung der Haut bleibt oft nur der wohl gemeinte Rat, abzuwarten, bis der Hormonhaushalt sich stabilisiert habe oder, bei Frauen, die natürliche Hormonregulation mit synthetischen Hormonen (Antibabypille) auszuschalten.

Eine entgiftende Frühlingskur mit Pfirsichblüten, die auch der strapazierten Haut eine Menge Gutes tun kann, finden Sie auf Seite 35.

Akne kann unter Stress in jedem Lebensalter wieder aufblühen. Es scheint, als nähme gerade diese Form der Akne, wie viele andere Störungen des Hormonhaushalts, in den letzten Jahren deutlich zu. Alle, die von Akne betroffen sind, sollten sich getröstet fühlen: Wenn Sie einmal nach China reisen sollten, werden Sie sehen, dass es dort so gut wie keine Akne gibt. Denn wie die meisten Hautkrankheiten kann Akne von der traditionellen chinesischen Medizin mit guten Erfolgsaussichten behandelt werden.

Das Rundumprogramm gegen Akne

- Frauen sollten darauf achten, dass die Menstruation möglichst regelmäßig und natürlich schmerzfrei ist. Tipps und Rezepte dafür finden Sie auf Seite 83ff.
- Der Stuhl sollte regelmäßig und eher weich, aber nicht breiig sein. Tipps und Rezepte gegen Verstopfung und Darmträgheit finden Sie auf Seite 58ff.
- Ihre Ernährung sollte auf der Basis von Getreideprodukten (Reis, Nudeln und andere Körner) aufgebaut sein und möglichst viel frisches Obst und Gemüse enthalten. Fisch, Sojaprodukte, Eier und wenig Fleisch können hinzukommen. Verwenden Sie dazu nach Herzenslust gute, kaltgepresste Öle und viele frische Kräuter und Gewürze. Nahrungsmittel wie Konserven, Tiefkühlkost, Süßigkeiten, Wurst, Milchprodukte, tierische oder gehärtete Fette und Alkohol sollten dagegen nur in Ausnahmefällen genossen werden.

Gardeniensamentee mit Rhabarberwurzel
Zutaten: 8 g Gardeniensamen (Fructus Gardeniae) (A), 5 g Radix Scutellariae (D), 1 g Myrrhe (A), 1 g Olibanum (A), 1 g Rhabarberwurzel (Radix et Rhizoma Rhei) (A)
Zubereitung: Die Zutaten für 10 Minuten in 300 Milliliter Wasser kochen. Über 1 Tag verteilt einnehmen. Zusätzlich immer wieder einige Tropfen auf die betroffenen Hautstellen auftragen und leicht einmassieren. Wenn es zu Durchfall kommt, den Tee für weitere 10 Minuten durchkochen. Diese Kur 10 Tage lang durchführen. Bei Erfolg nach einer 3-tägigen Pause wiederholen.
Anwendung: Bei starker Akne, auch mit Narbenbildung, erweicht der Tee harte Stellen und bringt restliche Entzündungen zum Abklingen.

Glanzlose und trockene Haut

Trockenheit, z. B. klimatisierte Luft oder Zentralheizungsluft, setzt dem Metall besonders zu. Der Versuch, der Haut von außen die fehlende Feuchtigkeit zuzuführen, bleibt meist vergeblich. Bei stark trockener Haut hilft die »Pinienkernmilch« von Seite 63.

Die Tomatenkur wird äußerlich angewandt. Das Besondere dabei ist, dass die Tomaten mit ihren Fruchtsäuren nicht nur abgestorbene Hautzellen entfernen helfen, sondern gleichzeitig eine intensiv entgiftende Wirkung auf die Haut ausüben.

Erfrischende Tomatenpackung
Zutaten: 1 frische Tomate (B), 1 TL Honig (B)
Zubereitung: Die Tomate wird püriert und in ein auf einem Sieb ausgebreitetes Leinentuch gegossen. Der austretende Saft wird mit etwas Honig verrührt und auf das Gesicht aufgetragen. Decken Sie das Gesicht mit einem heißen Tuch ab. Für das heiße Tuch wird ein Baumwolltaschentuch in sehr warmes Wasser getaucht und ausgewrungen. Die Temperatur sollte sehr warm, aber angenehm sein. Wenn die Auflage abgekühlt ist, kann der überschüssige Saft mit dem Tuch vom Gesicht getupft werden. Dabei darf, je nach Empfindlichkeit der Haut, etwas gerieben werden. Mit viel kaltem Wasser nachspülen. Bei starker Trockenheit einige Tropfen reines Mandelöl auf der nassen Haut sanft verteilen.
Anwendung: Die Packung ist altes und bewährtes Hausmittel gegen den Grauschleier auf der Haut.

Unreine Haut und Mitesser

Die Körner der chinesischen Gerste (C) bzw. Semen Coicis, die eigentlich keine Gerste ist und eher aussieht wie kleine weiße Perlen, können weich gekocht auch gegessen werden, was die Wirkung verstärkt. Allerdings schmecken sie etwas kalkig.

Ernährungsfehler spiegeln sich oft zuerst in der Haut. Die Stoffwechselfunktion der Erde ist die Grundlage für eine gesunde Haut. Die Chinesen sagen, Erde bringt Metall hervor.

Gerstentee zur Verfeinerung der Haut

Zutaten: 50 g chinesische Gerste (C) bzw. Semen Coicis (A), 10 g Radix Scutellariae (D)

Zubereitung: Gerste mit kaltem Wasser abspülen und mit 1 Liter Wasser für 30 Minuten kochen. Abseihen und in diesem Wasser Radix Scutellariae 10 Minuten kochen. Den Tee vor den Mahlzeiten trinken, die Menge reicht für 3 Tage. Die Kur sollte 1 Monat dauern.

Anwendung: Die Kur klärt fettige und unreine Haut.

Welke Haut und müde Haare

Ab einem gewissen Alter verlieren Haut und Haare ihre Spannkraft. Der ganze Stoffwechsel wird verlangsamt. Auch wenn Make-up viel kaschiert: Das Strahlen von innen heraus fehlt.

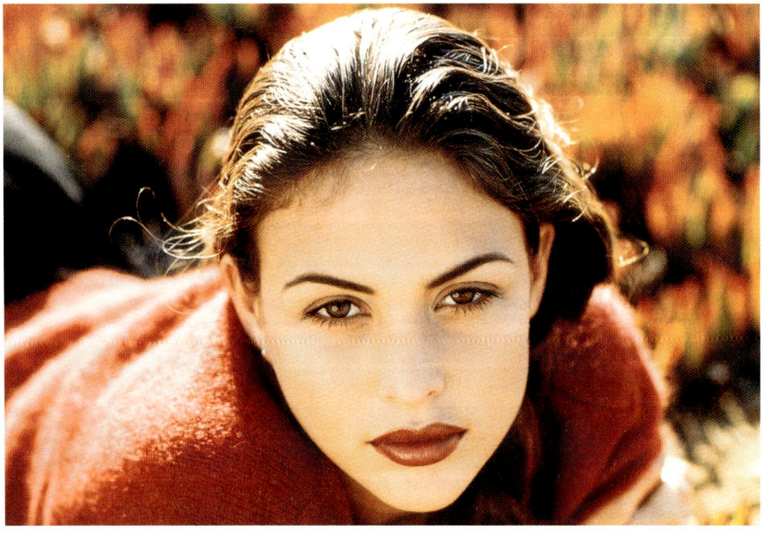

Strahlend schöne, glatte und reine Haut besitzen die meisten Menschen nur in der Jugend. Neben innerer und äußerer Ruhe und Entspannung können Sie Ihren Teint mit den Rezepturen aus der chinesischen Hausapotheke stärken.

Kaiserliche Schönheitskur (10-tägig)
Zutaten: je 100 g Radix Angelicae sinensis (C; D), Rhizoma Polygonati odorati (D) und Caulis Milletiae (D), 75 g Poria Cocos (C; D)
Zubereitung: Alle Zutaten werden zunächst für 20 Minuten in 3 Liter kaltem Wasser eingeweicht und danach für 20 Minuten mit dem Einweichwasser gekocht. Am Ende sollten ca. 2 Liter Tee übrig bleiben, die Sie abseihen und im Kühlschrank aufbewahren. Von diesem Tee nehmen Sie 10 Tage lang 3-mal täglich 1 kleines Gläschen leicht erwärmt nach dem Essen zu sich. Teilen Sie die Teemenge dabei so ein, dass im Lauf der 10 Tage alles aufgebraucht wird. Nach 2 bis 3 Tagen Pause wird die Kur wiederholt. Insgesamt werden 3 Durchgänge empfohlen, so dass Sie die 3fache Menge der oben angegebenen Kräuter bestellen sollten.
Anwendung: Das Rezept für diese Kur ist eines der vielen seit Jahrhunderten begehrten und geheim gehaltenen kaiserlichen Schönheits- und Verjüngungsmittel.

Die kaiserliche Schönheitskur wurde bereits von den Damen des kaiserlichen Hofs zur Verjüngung ihres Teints, ihrer Haare, Nägel und zur Anregung des Stoffwechsels verwendet. Da es somit kein Hausmittel, sondern eher ein »Palastmittel« ist, sind die Zutaten leider nicht ganz billig. Die Kur wird am besten im Winter durchgeführt, da zu dieser Zeit die Yin-Kräfte besonders stark sind.

Neurodermitis

Die Haut ist ein empfindliches Organ: Sie leidet unter Wärme und Kälte, unter Trockenheit und Nässe. Vor allem aber leidet sie unter Hitze, denn Feuer greift das Metall an und bringt es »zum Schmelzen«. Hitze kann von innen oder außen angreifen. Innerliche Hitze entsteht durch Emotionen. Äußerliche Hitze wird meist durch Allergene und Umweltgifte verursacht. Beides zusammen spielt bei dem quälenden Geschehen, dass als Neurodermitis bezeichnet wird, eine Rolle. Unter dem Einfluss stärkerer Hitze beginnt das kühle Metall buchstäblich zu glühen. Kommt Feuchtigkeit dazu, entstehen nässende Ekzeme. Häufig ist die Sachlage noch wesentlich komplizierter. Die erfolgreiche Behandlung der Neurodermitis erfordert daher meist professionelle Hilfe durch chinesische Mediziner.
Die folgenden Mittel werden äußerlich angewendet und bringen nicht selten Erleichterung. Bei allen Rezepten empfiehlt sich, die Mittel zunächst auf einer kleinen Hautstelle auszuprobieren, um allergische Reaktionen auszuschließen.

Pampelmusenkernwasser
Zutaten: 25 g Pampelmusenkerne (B)
Zubereitung: Die Kerne im Mörser zerstoßen, mit kochendem Wasser überbrühen und über Nacht stehen lassen. Am Morgen können Sie den Tee abseihen und sollten ihn dann kühl aufbewahren. Nun so oft wie möglich den Saft auf die kranken Stellen tupfen.
Anwendung: Dieser Absud kühlt und beruhigt die gereizte, juckende, gerötete und nässende Haut.

Beruhigende Bananenpackung
Zutaten: Bananen je nach Bedarf
Zubereitung: Pürieren Sie die Banane(n) im Mixer. Wenn Sie ungespritze Bananen bekommen, waschen Sie sie sorgfältig ab und geben die Schale mit in den Mixer. Eventuell müssen Sie ein paar Esslöffel lauwarmes Wasser zugeben, um einen möglichst dickflüssigen Brei zu erhalten. Diesen Brei tragen Sie als Packung auf die befallenen Stellen auf. Auf diese Packung kommt ein feuchtwarmes Tuch, damit der Brei nicht zu schnell trocknet. Nach 30 Minuten können Sie den Brei mit viel lauwarmem Wasser abwaschen.
Anwendung: Der Bananenbrei lindert quälenden Juckreiz und beruhigt gerötete und gereizte Haut.

Äußerlich kann eine Tinktur aus Luffaschwamm (A) Entzündungen und Schwellungen schnell zum Abklingen bringen. Nach Vorschrift werden eine wässrige Lösung angesetzt und die entzündeten Stellen damit betupft. Trocknet die Haut zu sehr aus, kann über die Tinktur etwas Mandelöl oder Speiseöl aufgetragen werden. Andere Hautcremes sollte man nicht verwenden.

Tinktur gegen den Teufel in der Haut

▶ **Zutaten:** 20 g Talcum (B; D), 20 g Glyc. praep. (C; D), 30 g Radix Sophorae (D), 10 g Myrrhe (B; D)

▶ **Zubereitung:** Die Zutaten 10 Minuten lang in 1/2 Liter Wasser kochen. Danach abseihen und die gewonnene Flüssigkeit auf die betroffenen Stellen auftupfen. Diese Mixtur trocknet stark aus. Deshalb sollten Sie bei rissiger Haut nach dem Auftragen der Tinktur mit etwas reinem Mandelöl nachfetten. Keine anderen Cremes verwenden!

▶ **Anwendung:** Bei nässenden, geröteten, juckenden und besonders quälenden Ekzemen, bei denen nach und nach die ganze Haut »aufgeweicht« wird, hilft diese Tinktur. Durch den Zusatz von entzündungshemmender Myrrhe wirkt sie bei sehr quälenden bis schmerzhaften Empfindungen tief in der Haut.

Pickel, Altersflecken und Falten

Hitze bringt die unreinen Ablagerungen in der Haut »zum Kochen«. Je stärker die Hitze kocht und brodelt, umso dicker und garstiger werden auch Pickel. Junge Männer gelten als besonders hitzig, da sie ganz unter dem Einfluss des Yang stehen. Entsprechend treten z. B. auch die schlimmsten Formen der Akne meist bei jungen Männern auf. Bei Frauen entsteht die meiste Hitze vor Eintritt der Menstruation oder unter starkem beruflichem oder psychischem Druck.

»Erblühte« Nase, harte rote Pickel auf der Nase, die nicht richtig »reifen« wollen, sollten möglichst nicht so gequetscht werden, dass die ganze Nase anschwillt. Oft können die unreifen Pickel mit dem Gardeniensamentee von Seite 51 zum Abschwellen gebracht werden.

Hautreinigung von innen

Zutaten: 0,5 g Rhabarberwurzel bzw. Radix et Rhizoma Rhei (A; D)
Zubereitung: Die Rhabarberwurzel wird möglichst fein zerkleinert, am besten pulverisiert, und jeden Tag nach dem Frühstück schluckt man 0,5 Gramm mit etwas warmem Wasser.
Anwendung: Der Trank kühlt eine hitzige Konstitution etwas ab und leitet Giftstoffe aus. Chinesinnen führen diese Kur oft über Jahre hinweg fort, um das Blut dauerhaft zu reinigen, den Stoffwechsel in Gang zu halten und Gallensteine zu verhindern. Außer Pickeln wird so auch Altersflecken und Falten vorgebeugt.

Löwenzahntee

Zutaten: 10–30 g Löwenzahn mit Wurzeln (aus dem Garten) bzw. Herba Taraxaci, Planta tota (A)
Zubereitung: Der Löwenzahn wird mit kaltem Wasser sauber abgespült, in kleine Stückchen geschnitten und mit 300 Milliliter kochendem Wasser überbrüht. Nach 10 Minuten kann der Tee abgeseiht und getrunken werden. Empfohlene Dosis: 3-mal täglich 10 bis 30 Gramm. Die Menge sollte stets so gewählt werden, dass es nicht zu Durchfall kommt.
Anwendung: Bei Pickeln auf den Wangen und dem Kinn empfiehlt sich Löwenzahn besonders. Verwendet wird die ganze Pflanze.
Tipp Wenn Sie den Löwenzahn selbst sammeln wollen: Besonders üppig wächst er zwar auf gedüngten Viehweiden, gesünder sind aber seine Inhaltsstoffe an mageren Standorten wie z. B. Wegrändern.

Pflege für den Dickdarm

Die verschiedenen Darmentzündungen und Allergien werden nur von erfahrenen traditionellen Medizinern behandelt und sind für die Selbstbehandlung nur bedingt geeignet. Der Mangel an Ballaststoffen ist erwiesenermaßen einer der Hauptfehler unser modernen westlichen Ernährung und sollte langfristig unbedingt durch eine Nahrung auf Basis von Getreide und frischem Gemüse behoben werden. Nicht vergessen werden sollte auch, dass Fleisch den Stuhl härter macht.

Von den Erkrankungen des Dickdarms, die wir im Westen kennen – Durchfall, Verstopfung, Entzündungen – gilt nur eine in der traditionellen chinesischen Medizin als Störung des Dickdarms selbst: die Darmträgheit. Durchfall dagegen wird in den meisten Fällen als Feuchtigkeitsstörung bzw. als Krankheit der Erde betrachtet (siehe Seite 31ff.). Die chinesische Medizin geht bei Darmträgheit anders als die westliche Medizin vor: Statt die Symptome zu bekämpfen, unterscheidet sie zunächst sehr genau, wie es zu der Darmträgheit oder Verstopfung gekommen ist. Denn meist bestehen im Zusammenhang mit der Darmträgheit noch andere Störungen, die zuerst, z.B. durch Einnahme von Kräutern, behandelt werden müssen. Wenn die zugrunde liegende Krankheit behoben ist, verschwindet auch die Darmträgheit wie von selbst und kommt meist nicht wieder. In der Selbstbehandlung ist eine so genaue Diagnose nicht möglich; dennoch funktionieren die folgenden Mittel oft sehr gut.

Verstopfung, abwechselnd mit Durchfall

Wie bei den Tieren unterscheidet unser Körper zwischen den stressreichen und gefährlichen Phasen der Jagd bzw. Nahrungssuche (Holz) und den entspannten Phasen der Verdauung und Assimilation von Nahrungsmitteln (Erde). Bei lang anhaltender innerer Anspannung fallen diese Phasen der Verdauung und Assimilation sozusagen unter den Tisch. Die Tätigkeit der Verdauungsorgane kommt zum Erliegen, der Bauch wird hart, gebläht und verkrampft. Es sticht um die Rippen und manchmal auch im Herz. Bei Frauen geschieht dies oft vor dem Einsetzen der Menstruation. Gleichzeitig kann es zu weiteren prämenstruellen Störungen kommen. Die chinesische Medizin nennt diesen Zustand der Verkrampfung so: »Holz greift Erde an.« Bei dieser Form der Darmstörung kann es immer wieder zu Entladungen großer Mengen eher weichen Stuhls kommen. Bei Frauen geschieht dies typischerweise mit dem Einsetzen der Regel.

Erste Hilfe mit Seifenzäpfchen

▶ **Zutaten:** eine möglichst neutrale und unparfümierte Seife, z. B. echte Kernseife, etwas Honig

▶ **Zubereitung:** Schneiden Sie aus der Seife ein halbwegs zäpfchenförmiges Stück heraus. Dieses Zäpfchen wird mit dem Honig bestrichen und in den Enddarm eingeführt.

▶ **Anwendung:** Wenn Sie den verkrampften Darm kurzfristig zur Entleerung anreizen möchten, wirken die Seifenzäpfchen wahre Wunder. Die zugrunde liegende Störung wird durch dieses Mittel zwar nicht behoben. Aber es verschafft zumindest schnell Erleichterung.

Cassiasamentee zur Erweichung des Holzes

Zutaten: 30 g Semen Cassiae Torae (D)

Zubereitung: Die Cassiasamen in einer Pfanne trocken rösten und zermörsern. Mit kochendem Wasser überbrühen und kurz aufkochen lassen. Den Tee 10 Minuten lang ziehen lassen und trinken.

Anwendung: Blockiertem Energiefluss, Anspannungsverstopfung, verkrampftem Bauch und eventuell erhöhten Blutfetten wirkt dieser Tee gezielt entgegen.

Für den Tee, der Bauchschmerzen knackt wie eine Nuss, brauchen Sie einen Hammer oder einen sehr guten Nussknacker. Mit Hilfe dieses Werkzeugs öffnen Sie die harten Steine der frischen oder getrockneten Früchte und holen die weichen Kerne heraus, die entfernt an Mandeln erinnern. Nur diese verwenden Sie. Sie brauchen also eine ganze Menge Obst, aus dem Sie anschließend Marmelade bzw. Pflaumenmus kochen könnten.

Tee, der Bauchschmerzen knackt wie eine Nuss

Zutaten: 10 g des Inneren von Pfirsichkernen bzw. Semen Persicae (B; D), 6 g des Inneren von Pflaumenkernen (B), 8 g Mariendistelsamen (A), 1 g Fenchelsamen (A; B; D)

Zubereitung: Die Zutaten werden für 10 Minuten in 1/2 Liter Wasser gekocht. Trinken Sie diesen Tee warm und über den Tag verteilt. Sie sollten die Anwendung mindestens 3 Tage lang fortsetzen.

Anwendung: Der Tee wirkt lindernd bei hartem verkrampftem Bauch mit Verstopfung. Bei sehr hartnäckigen Verspannungen ist oft sogar das Wasserlassen verkrampft. Der Stuhl wird hart. Wärme ist nicht unangenehm, hilft aber auch nicht dauerhaft. Die Betroffenen möchten nur noch verkrümmt im Bett liegen. Manchmal bestehen bei Frauen sehr quälende Menstruationsschmerzen mit klumpigem, dunklem Blut. Der Tee hilft gegen all diese Beschwerden.

Steinobstsamentee gegen Hartleibigkeit

Zutaten: 8 g Semen Persicae (D), 8 g Semen Pruni armeniacae (D), 6 g Radix Angelicae sinensis (D), 2 g Semen Foeniculi (D), 2 g Färberdistelblüten bzw. Flores Carthami (A; D)

Zubereitung: Die Zutaten werden 10 Minuten lang in 1/2 Liter Wasser gekocht. Den warmen Tee über den Tag verteilt trinken. Wiederholen Sie die Anwendung mindestens 3 Tage lang.

Anwendung: Bei hartem verkrampftem Bauch mit Verstopfung und Menstruationsbeschwerden wirkt der Tee entspannend und lindernd.

Da die Ursache einer Verstopfung mit saurem Magen u. a. Anspannung ist, hilft Cassiasamentee (siehe Seite 59) besonders gut.

Verstopfung mit saurem Magen

Die innere Verkrampfung und blockierter Energiefluss führt langfristig zu Hitze. Hitze ist nicht gleichbedeutend mit erhöhter Körpertemperatur. Die Chinesen verstehen unter innerer Hitze auch das Gefühl von innerer Unruhe, Missbehagen und leichter Gereiztheit. Es kommt zu Durst und trockenen Schleimhäuten. Der Magen wird sauer, oder es entsteht ein bitterer Mundgeschmack. Vielleicht steigt der Cholesterin- oder Blutfettspiegel. Der Bauch zwickt. Durch lang anhaltende innere Hitze trocknen die Körpersäfte ein. Auch die Haut wird trocken und eventuell rissig.

Kartoffelsaft

Zutaten: 2 Tassen roher Kartoffelsaft (aus dem Reformhaus)

Zubereitung: Trinken Sie je nach Bedarf jeweils 1 Tasse Kartoffelsaft morgens auf nüchternen Magen und 1 Tasse vor dem Mittagessen.

Anwendung: Der Saft hilft bei Verstopfung mit saurem Magen.

Exotisch, aber wirksam – gezuckerte Tomaten

Bei Hitzeverstopfung mit starker Trockenheit der Haut und Schleimhaut und bitterem Mundgeschmack empfiehlt die chinesische Heilküche: Essen Sie morgens auf nüchternen Magen 4 vorgekühlte Tomaten. In China werden Tomaten nicht gesalzen, sondern gezuckert, was die kühlende Wirkung noch verstärkt – und übrigens sehr fruchtig schmeckt.

Verstopfung, verdorbener Magen und Nahrungsstau

Bei Umstellung der Ernährung, z.B. nach längeren Auslandsreisen oder nach plötzlicher Überlastung des Stoffwechsels (denken Sie an Weihnachten), kann es zu einer Anhäufung der Nahrung im Bauch mit Ekelgefühlen, Übelkeit, dickem weißem Zungenbelag und Verstopfung kommen. Typischerweise fühlen die Betroffenen sich bereits morgens noch ganz voll, als hätten sie gerade erst gegessen. Das Essen steht ihnen gewissermaßen bis zum Hals. In China wird diese Krankheit als Nahrungsstau bezeichnet.

Als erste Hilfe bei akutem Völlegefühl und eventueller Übelkeit helfen 3 Tropfen Chinaöl auf 1 Glas lauwarmes Wasser oder ein sehr starker Pfefferminztee.

Rettichsamentee

Zutaten: 10 g Rettichsamen bzw. Samen Raphani (aus der Samenhandlung; D)

Zubereitung: Kochen Sie den Samen 10 Minuten lang in 1 Tasse Wasser. Der abgeseihte Tee sollte über den Tag verteilt getrunken werden.

Anwendung: Der Tee hilft bei Appetitlosigkeit am Morgen mit Übelkeit und dickem Zungenbelag oder bei Widerwillen gegen Essen.

Tee, der die Harmonie bewahrt

Zutaten: 20 g Radix Atractylodis lanceae (D), 10 g Fructus Citri amari (D)

Zubereitung: Lassen Sie die Zutaten für 10 Minuten in 1/2 Liter Wasser kochen. Den Tee abseihen und portionsweise vor den Mahlzeiten trinken. Die gesamte Menge reicht für 1 Tag. Setzen Sie die Kur so lange fort, bis der Darm wieder in Bewegung ist und die Ekelgefühle verschwunden sind.

Anwendung: Bei immer wieder auftretender Nahrungsstagnation räumt der Tee gründlich auf – auf sanfte und natürliche Weise.

Die üblichen Abführmittel verstärken bei Nahrungsstau oftmals nur die Übelkeit, ohne eine Entleerung zu bewirken. Der Stau beschränkt sich hier nämlich nicht, wie bei einer Verstopfung, auf den Dickdarm, sondern das ganze Verdauungssystem ist wie gelähmt. Abhilfe schaffen Sie mit Kräutern, die die Produktion von Verdauungssäften intensiv anregen und den Bauch »beleben«.

Trockene Säfte

Da der Dickdarm zum Metall gehört, leidet er wie die Haut am meisten unter Trockenheit. Dabei trocknet auch die Darmschleimhaut aus, und die Darmbewegungen verlangsamen sich. Bei dieser Art von

Verstopfung sieht es aus, aus hätte der Darm seine Funktion eingestellt. Ohne stärkere Bauchschmerzen oder andere störende Erscheinungen kommt es manchmal nur einmal pro Woche oder gar noch seltener zu Entleerungen. Die Entleerung ist schwer, langwierig und manchmal ausgesprochen schmerzhaft. Diese Störung entsteht durch Energie- und Säftemangel, z. B. nach einer Geburt, nach starkem Blutverlust oder im höheren Lebensalter.

Der Energiemangel bei trockenen Säften ist der Grund dafür, warum es meist nicht reicht, einfach viel Wasser zu trinken. Glücklicherweise kennt die traditionelle chinesische Medizin auch hier Mittel, um die Störung dauerhaft zu beheben. Da Walnusskerne nicht nur befeuchten, sondern auch das Yang stärken, wirkt die Walnussmilch gerade bei älteren Menschen sehr wohltuend und stärkend.

Befeuchtender Spinat

Zutaten: 250 g Spinat (B), 4 EL Sesamöl (B; C)

Zubereitung: Der Spinat wird in etwas Salzwasser 1 Minute lang gedämpft und mit dem Sesamöl und etwas Salz angemacht. Dieser kleine Imbiss wird über mehrere Tage vor allen Mahlzeiten gegessen.

Walnussnektar zur Befeuchtung der Trockenheit (Yang-betont)

Zutaten: 150 g Walnusskerne, sehr wenig Speiseöl, am besten Sesam- oder Mandelöl, 100 g Honig

Zubereitung: Zerreiben Sie die Walnusskerne im Mörser mit dem Öl und vermischen das Ganze mit dem Honig. Diese Masse wird an 3 Abenden hintereinander mit etwas warmem Wasser gut verquirlt oder im Mixer zu einer sahnigen Walnussmilch gemixt und vor dem Schlafengehen getrunken.

Anwendung: Bei trockenem Darm nach einer Geburt verwenden chinesische Frauen diese Leckerei zur Befeuchtung des Darms.

Tipps zur Darmbefeuchtung

- In akuten Fällen, z. B. nach einer Geburt oder Operation, kann es genügen, täglich morgens 1 Tasse lauwarmes, leicht gesalzenes Wasser zu trinken.
- Stärker befeuchtend wirken 3 rohe Eiweiße in einer Tasse kaltem Wasser morgens auf nüchternen Magen. Für dieses Rezept unbedingt ganz frische Eier verwenden!
- Sie können es auch mit 1 Esslöffel Honig, verquirlt in einer Tasse lauwarmem Wasser, auf nüchternen Magen versuchen.

Maulbeermarmelade zur Befeuchtung (Yin-betont)

Zutaten: 1000 g frische Maulbeerfrüchte (aus türkischen Lebensmittelläden) bzw. 500 g Fructus Mori (D), 300 g Honig (B)

Zubereitung: Bei Verwendung getrockneter Früchte diese kurz mit kaltem Wasser abspülen und für mehrere Stunden in lauwarmem Wasser einweichen. Dann weiter verwenden wie frische Früchte. Die Früchte mit 1 Tasse Wasser 2-mal kurz aufkochen. Bei geringer Hitze etwas eindicken lassen und den Honig zufügen. Von dieser Marmelade werden mehrmals täglich 2 Esslöffel eingenommen.

Anwendung: Kommt es neben Trockenheit und trockenem Darm auch zu unangenehmen Wärmegefühlen oder Hitzewallungen, schafft dieses stark befeuchtende und leicht kühlende Rezept Abhilfe.

Da die Maulbeermarmelade Yin-vermehrend wirkt, hemmt sie auch Nachtschweiß und verhindert hormonell bedingten Haarausfall bei Frauen. Man muss sie gekühlt aufbewahren.

Pinienkernmilch

Zutaten: 100 g Pinienkerne (B)

Zubereitung: Zermörsern Sie die Pinienkerne, und geben Sie 1 Tasse kochendes Wasser zu. Oder Sie mixen die Pinienkerne mit warmem Wasser zu einer Milch, der Sie zum Schluss noch etwas kochendes Wasser zufügen, um das Getränk zu erwärmen. Die heiße Pinienmilch wird morgens auf nüchternen Magen in kleinen Schlucken getrunken – und das mindestens 1 Woche lang.

Anwendung: Trockener Darm – vor allem bei älteren Menschen – kann mit diesem Rezept behandelt werden. Von Pinienkernen heißt es, dass sie das Metall besonders gut befeuchten können. Daher hilft dieses Hausmittel auch bei trockener Haut und trockenem Husten.

Vier-Samen-Tee gegen Trockenheit

Zutaten: 8 g Semen Persicae (D), 8 g Semen Pruni armeniacae (D), 8 g Semen Cannabis sativae (D), 8 g Semen Biotae (D), 6 g Radix Angelicae sinensis (D)

Zubereitung: Alle Zutaten werden 10 Minuten lang in 1/2 Liter Wasser gekocht. Der Tee wird warm über den gesamten Tag verteilt getrunken. Führen Sie diese Anwendung kurmäßig mindestens 3 Tage lang durch.

Anwendung: Der Tee löst hartnäckige Trockenheitsverstopfung.

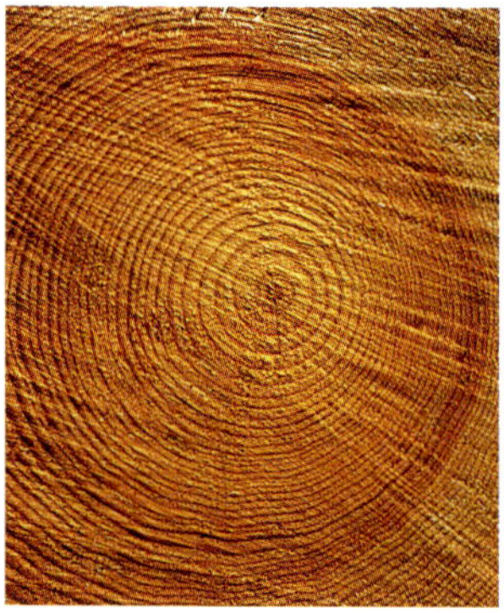

Holz steht u. a. für den Frühling und die Kindheit.

Holz – gut für Leber, Blut, Augen, Haare

Stellen Sie sich ein Samenkorn im Winter vor. Scheinbar tot und unbeweglich liegt es unter der Erde. Doch beim ersten warmen Frühlingswind schwillt es und bricht sich mit unglaublicher Kraft durch seine harte Schale, reckt sich der Sonne entgegen und beginnt zu wachsen. Diese Mechanismen, von der traditionellen chinesischen Medizin als Holz bezeichnet, wirken ebenso im Menschen. Wenn das Holz gesund ist, strotzen wir vor Kraft und Lebenslust, und die Augen funkeln. Wenn wir Pläne für die Zukunft machen oder in der Vorfreude auf ein schönes Ereignis fast »platzen«, aber auch, wenn uns vor Wut »der Kamm schwillt«, stehen wir unter dem Einfluss des Holzes.

Holz-Yin und Holz-Yang

Es ist leicht vorstellbar, dass Pflanzen mit zu wenig Säften verdorren und verwelken. Der Wind, der selbst eine Holz-Kraft ist und gesunden kräftigen Pflanzen beim Wachsen und der Befruchtung hilft, knickt vertrocknete Pflanzen und wirft sie zu Boden.

Wenn Pflanzen sich entfalten, vermehren sich auch die Säfte in ihren Zellen und strömen, gut sichtbar bei Bäumen, selbst gegen die Schwerkraft bis in die letzten Zellen. Diese Säfte, beim Menschen das Blut, sind die Yin-Seite des Holzes. Die bewegende Kraft, beim Menschen die Phantasie und Kreativität, ist die Yang-Seite des Holzes.

Störungen des Holz-Yin

Wenn das Holz-Yin austrocknet, werden wir lustlos und leicht vom Wind angegriffen. Während manche Menschen bei größeren Herausforderungen erst richtig aufblühen, reagieren Menschen mit schwachem Holz-Yin auf Stress mit Muskelkrämpfen, Zittern, Nervosität und Kopfschmerzen. Die Augen gelten als das Fenster der Holz-Kräfte. Bei schwachem Holz-Yin erscheint die Welt grau in grau. Hält dieser Zustand an, kommt es zu Sehstörungen.

Störungen des Holz-Yang

Ohne die Yang-Kräfte kommt es zu Stillstand und dem, was die chinesische Medizin Blockaden nennt. Leider werden Kreativität und Phantasie nicht selten durch massive Hindernisse beschränkt.
Umso wichtiger ist es, sich Bereiche zu schaffen, in denen wir unser Holz-Yang ausleben können, und sei es beim lauten Singen in der Badewanne. Wenn dies gar nicht mehr gelingt, verkümmern Phantasie und Unternehmungslust zunehmend, und es kommt zu Depressionen, verhärteten Muskeln, Menstruationsproblemen oder anderen schmerzhaften Beschwerden. Da die Augen das Fenster der Holz-Kräfte sind, kann ein heftiger Tränenausbruch bei solchen Störungen Erleichterung bringen.

Das bekannteste chinesische Hausmittel gegen Kopfschmerzen hat auch im Westen viele Anhänger: der Tigerbalsam. Statt Tigerbalsam können Sie aber auch jedes andere Pfefferminzöl verwenden. Pfefferminze ist scharf und löst Blockaden. Sie ist auch kalt und kann daher den Kopf kühlen und die Gedanken befreien.

Kopfschmerzen und Sehstörungen

Kopfschmerzen allgemein

Sehr oft sind Kopfschmerzen eine Erkrankung des Holzes. Meist spielen Gefühle dabei eine wichtige Rolle, denn das Holz reagiert auf jede Störung des Gefühlslebens schnell mit Stockungen, »Blockaden« und Schmerz. Auch Wind und Zugluft können, bei schwachem Holz-Yin, zu Verkrampfungen und Schmerzen führen. Chinesische Mittel sollen mit ihrer Schärfe den stockenden Energiefluss in Fahrt bringen oder durch Abkühlung die Hitze aus dem Kopf nehmen.

Tigerbalsam macht den Kopf frei

- Der Tigerbalsam wird sanft in die schmerzenden Stellen oder da, wo es am meisten wohltut, einmassiert. Typische Akupressurpunkte bei Kopfweh sind die Schläfen, die »Geheimratsecken«, die Nasenwurzel und auch der Nacken.
- Bei heißem oder dumpfem Gefühl im Kopf geben Sie 1/2 Teelöffel Tigerbalsam in eine Schüssel, geben kochendes Wasser zu und inhalieren unter einem großen Handtuch etwa 10 Minuten lang die Dämpfe. Das macht den Kopf frei.

Knoblauchinhalation

Zutaten: 1 Knoblauchzehe

Zubereitung: Zerquetschen Sie die Knoblauchzehe mit der Gabel, und verteilen Sie das Mus im Liegen in beide Nasenlöcher (nicht zu tief). Schließen Sie den Mund, und versuchen Sie, durch die Nase zu atmen. Atmen Sie die scharfen Knoblauchdämpfe so lange, bis die Augen kräftig zu tränen beginnen. Nun können Sie die Koblauchzehe wieder ausschnäuzen.

Anwendung: Bei dumpfen, ziehenden Kopfschmerzen verschafft dieses Mittel Linderung.

Bei gleichzeitiger Übelkeit oder Hitzegefühlen sollten Sie diese Knoblauchinhalation nicht verwenden, da Knoblauch zu »heiß« ist. Hier hilft Tigerbalsam.

Fünf-Blüten-Getränk, das das Pochen vertreibt

Zutaten: 10 g Flores Chrysanthemi, 15 g Flores Lonicerae, 10 g Flores Persicae, 12 g Flores Rosae laevigatae, 6 g Flores Inulae (alle D)

Zubereitung: Kochen Sie die Blüten mit 1/2 Liter Wasser kurz auf, und lassen Sie die Mischung für 10 Minuten zugedeckt ziehen. Der Tee sollte im Lauf eines Tages getrunken werden. Er ist umso wirksamer, je früher im Verlauf einer Kopfschmerzattacke Sie ihn einnehmen.

Anwendung: Wenn Sie häufig unter Kopfschmerzen mit einem heißen und pochenden Gefühl im Kopf leiden, ist dies Ihr Mittel.

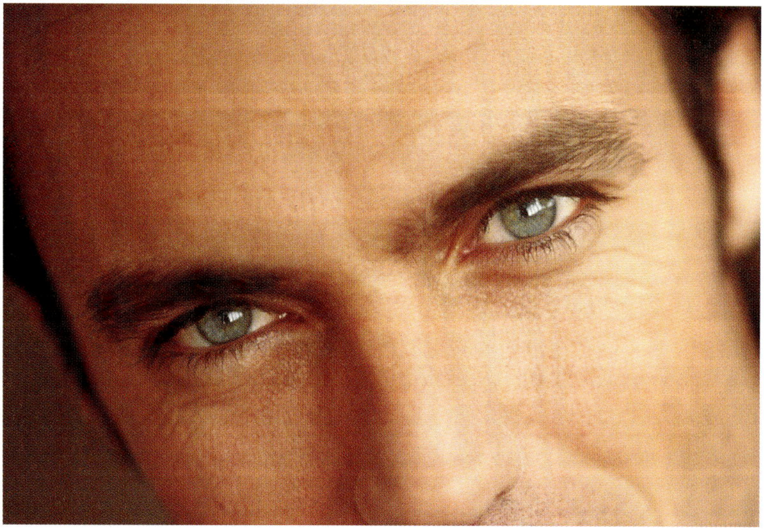

Leiden Sie an geröteten, müden und überanstrengten Augen, oder kommt es häufig zu Tränenfluss oder Augenbrennen, können Sie neben dem Juwelentee auch Chrysanthementee trinken – dann wird Ihr Blick bald wieder ungetrübt sein.

Kopfschmerzen bei Frauen

Wenn Sie immer wieder unter Kopfschmerzen leiden, die vor allem nach körperlichen Anstrengungen, während der Menstruation oder im Zusammenhang mit den Wechseljahren auftreten, ist das Holz-Yin zu schwach. In diesem Fall werden die bisher angeführten Rezepte gegen akuten Kopfschmerz Ihnen nicht helfen. Stattdessen sollten Sie eine Aufbaukur mit einem der beiden folgenden Rezepte machen:

- »Sieben Kostbarkeiten für das Blut«, siehe Seite 72
- »Persönlicher Tee der Göttin Guanyin«, siehe Seite 91

Vorsicht: Achten Sie beim Einkauf der chinesischen Bocksdornfrüchte unbedingt darauf, dass es sich um die Gattung Fructus Lycii handelt! Die europäische Bocksdornbeere ist giftig!

Nachlassende Sehkraft

Juwelentee für die Augen

Zutaten: 1 EL chinesische Bocksdornfrüchte (C) bzw. Fructus Lycii (D)

Zubereitung: Die Beeren werden mit 1/4 Liter kochendem Wasser überbrüht und zugedeckt für 10 Minuten stehen gelassen. Der – übrigens sehr wohlschmeckende – Tee wird getrunken und die Beeren gegessen. Wiederholen Sie die Anwendung mindestens 3-mal täglich, am besten über 1 Monat hinweg.

Anwendung: Die Anwendung ist angezeigt bei trockenen Augen, verschwommenem Sehen und nachlassender Sehkraft.

Tipp Sie können die Beeren auch wie Teeblätter überbrühen und trinken oder zusammen mit grünem Tee aufbrühen. Oder kochen Sie pro Person 1 Esslöffel Bocksdornbeeren zusammen mit Reis. Die kleinen lackroten Farbspritzer geben jedem Reisgericht eine ganz besondere Note und kräftigen gleichzeitig die Sehkraft. Man kann die Beeren auch wie Rosinen für Süßspeisen verwenden.

Blutstärkender Himbeertee

Zutaten: 10 g unreife Himbeeren (aus dem Garten)

Zubereitung: Die Himbeeren werden mit 300 Milliliter Wasser kurz aufgekocht. Der Tee kann nach 10 Minuten abgeseiht und getrunken werden. Bei schwachen Augen wird die Kur für 10 Tage fortgesetzt.

Stressbedingte Erkrankungen heilen

Stress kann viele Auswirkungen haben: Verspannungen, Hitzegefühle, Ess- und Stoffwechselprobleme sowie Durchblutungsstörungen. Am gefürchtetsten ist Bluthochdruck, dessen Behandlung Sie nicht ohne ärztliche Hilfe unternehmen sollten. In der chinesischen Medizin gibt es viele Formen von Bluthochdruck, die unterschiedlich behandelt werden. Für die Selbsttherapie von Stresserkrankungen sind die folgenden drei Punkte wichtig.

Rezepte gegen weitere Stresssymptome wie Herzklopfen, Schlafstörungen, Ängste, Nervosität und innere Unruhe finden Sie auf Seite 77ff.

Ernährung und Blutfette

Wenn Sie sich längere Zeit nicht optimal oder zu reichhaltig ernährt haben, sollten Sie zunächst Ihren Körper entgiften und vor allem auch Blutfette und Cholesterin regulieren. Rezepte dazu finden Sie auf Seite 74f. Besonders empfehlenswert zur Senkung der Blutfette und des Cholesterins ist das »Austernpilzpulver« (siehe Seite 74f.).

Stress und Entspannung

Sind Sie ein Mensch, der leicht »auf 180« ist? Dann ist Ihr hoher Blutdruck vielleicht stressabhängig. In diesem Fall sollten Sie innere Anspannungen immer wieder mit bewussten Entspannungsphasen abwechseln und zusätzlich für eine regelmäßige Verdauung sorgen. Hilfreich ist der »Cassiasamentee zur Erweichung des Holzes« (siehe Seite 59). Gegen Muskelverspannungen hilft der »Tee, der Krämpfe löst« (siehe Seite 70).

Hormone und Blutfluss

Bluthochdruck ist eine Erkrankung des Blutflusses, der zum Holz gehört. Die chinesische Medizin behandelt bei Frauen in allen Fällen von gestörtem Blutfluss zunächst eine eventuell problematische Menstruation. Mittel zur Behandlung von Menstruationsbeschwerden finden Sie ab Seite 83. Dies gilt auch für das prämenstruelle Syndrom, Akne, unreine Haut, Migräne und ähnliche Beschwerden im Zusammenhang mit der Menstruation.

Bluthochdruck

Maishaartee zur Blutdrucksenkung

Zutaten: 60 g Maishaartee (C)
Zubereitung: Kochen Sie den Maishaartee mit 3/4 Liter Wasser kurz auf. 10 Minuten lang zugedeckt ziehen lassen. Im Lauf von 1 Tag trinken. Die Kur mindestens 4 Wochen lang fortsetzen.
Anwendung: Wenn Sie versuchen möchten, Ihren Blutdruck oder Ihre Blutfette etwas zu senken, hilft Maishaartee, der in China als normaler Haustee nach dem Essen getrunken wird.

Wenn Sie den Chrysanthementee süßen möchten, sollten Sie übrigens wirklich weißen Zucker verwenden, auch wenn dieser in der westlichen Naturheilkunde verpönt ist. Weißer Zucker kühlt nämlich Hitze.

Stoffwechselprobleme, Durchblutungsstörungen

Sommerlicher Chrysanthementee

Zutaten: 6 getrocknete Chrysanthemenblüten (C; Garten), eventuell etwas weißer Zucker
Zubereitung: Die Blüten werden mit kochendem Wasser überbrüht und zugedeckt 10 Minuten lang stehen gelassen. Der Tee kann wahlweise heiß oder kalt getrunken werden. Dazu wird er mitsamt den darin schwimmenden Blüten – sie dürfen auch mitgegessen werden – in Porzellanschalen oder Gläser verteilt und eventuell mit weißem Zucker leicht gesüßt.
Anwendung: Chrysanthemen als Heiltee helfen vor allem gegen unangenehme Hitzegefühle, Rötung des Gesichts und Entzündungen vielfältiger Art.

Ein Mittel – viele Anwendungsgebiete

Durch seine kühlende Wirkung kann Chrysanthementee mit Erfolg bei vielen Erkrankungen eingesetzt werden, die mit Hitze zu tun haben:

- Hautreizungen, Neurodermitis
- Sommergrippe
- Verspannungen
- Bluthochdruck
- Übergewicht mit Heißhunger
- Diabetes mellitus

Chrysanthementee ist in China als Getränk außerordentlich beliebt. In vielen Gegenden wird er, besonders im Sommer, sogar häufiger getrunken als der grüne Tee. Der Aufguss aus den Blüten ist von zartgelber Farbe und besitzt einen lieblich duftigen Geschmack, der durch leichtes Süßen noch unterstrichen wird.

Medizinischer Chrysanthementee

Zutaten: 10 g Chrysanthemenblüten bzw. Flores Chrysanthemi (C; D)

Zubereitung: Die Blüten werden 3 Minuten lang in 1 Liter Wasser gekocht. Nehmen Sie den Tee über den Tag verteilt ein. Diese Kur sollte mehrere Wochen lang fortgesetzt werden.

Anwendung: Der Tee hilft bei Bluthochdruck, Übergewicht sowie Diabetes mellitus mit Hitzezeichen. Für Menschen, die sehr blass sind und ständig frieren, ist der Chrysanthementee nicht geeignet!

Muskelverspannungen, steifer Nacken

Tee, der Krämpfe löst

Zutaten: 10 g Radix Puerariae lobatae (D)

Zubereitung: Die getrockneten Wurzeln 10 Minuten lang in 300 Milliliter Wasser kochen und auf einmal einnehmen. Wiederholen Sie die Anwendung bei Bedarf.

Anwendung: Besonders im Sommer können Zugluft und Klimaanlage einen steifen Nacken oder Schmerzen im Hinterkopf auslösen. Hier hilft Kudzuwurzel (Radix Puerariae lobatae).

Achten Sie beim Kauf darauf, dass sich Walnüsse relativ schwer anfühlen und unbeschädigte Schalen haben sollten. Bereits geschälte Walnusskerne sollten weder weich noch verschrumpelt sein und werden am besten licht- und luftgeschützt aufbewahrt.

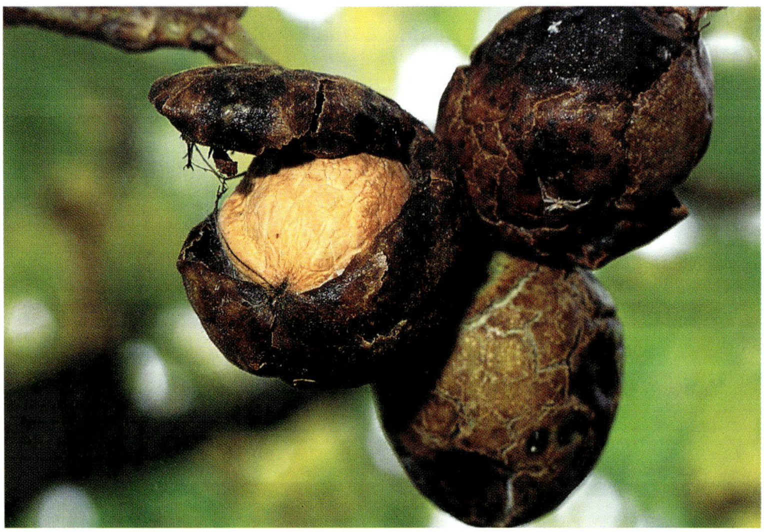

Wieder schöne Haare

Die Haare spiegeln den Zustand des Holz-Yin – des Bluts. Sind wir reichlich mit diesem nährenden Saft versorgt, wachsen auch die Haare üppig und stark. Bei Mangelzuständen oder hormonellen Störungen reagieren die Haare oft zuerst. Ein genauer Blick auf Haut und Haare verrät chinesischen Medizinern häufig schon, welche inneren Störungen vorliegen. Für die Ernährung des Bluts verwendet die chinesische Medizin eine große Anzahl unterschiedlicher Nüsse und Trockenfrüchte. Obwohl diese Zutaten unterschiedlich wirken, haben sie eines gemeinsam: Sie sind sehr reich an Vitaminen und Spurenelementen. Mit den hier beschriebenen Hausmitteln werden eine Vielzahl unterschiedlicher Mangelzustände auf natürliche Weise behoben. Wenn Sie außerdem gesund essen, brauchen Sie keine zusätzlichen Pillen.

Was für die Haut gilt, gilt auch für die Haare: Die Ernährung erfolgt von innen. Haarpackungen und Cremes werden von der chinesischen Kosmetik nur zur Unterstützung einer innerlichen Behandlung verwendet. Wenn das Blut keine Nährstoffe enthält und keine Feuchtigkeit in die Haut bringt, sind äußerliche Anwendungen wirkungslos.

Schuppen

Schuppen können sehr unterschiedliche Ursachen haben. Klebrige und fettige, eher große Schuppen sind oft ein Zeichen von giftiger Feuchtigkeit. Wenn Sie unter solchen Schuppen leiden, sollten Sie innerlich entgiften; Hilfen bei der Entgiftung finden Sie ab Seite 74. Sie sollten auch überlegen, ob Sie nicht Ihre Ernährung umstellen. Äußerlich können Sie Ihre juckende Kopfhaut nach jeder Wäsche zur Kühlung mit starkem Chrysanthementee einreiben (siehe Seite 70).

Walnussextrakt zur Stärkung der Kopfhaut

Zutaten: 7 frische Walnüsse (B), 1 Birne (B), 1 Prise Salz

Zubereitung: Morgens die Zutaten zermörsern und zugedeckt den Tag über stehen lassen. Am Abend die Masse durch ein Tuch pressen und den Saft tropfenweise in die Kopfhaut einmassieren.

Anwendung: Trockene, kleine Schuppen, die rieseln wie Schnee, sind Zeichen einer schwachen Kopfhaut. Diese wird mit dem Extrakt gekräftigt und adstringiert.

Trockene Haare, dünne Haare und Haarausfall

Gegen Blutleere helfen die sieben Kostbarkeiten für das Blut. Für den Tee genügt es übrigens auch, von den sieben Zutaten mindestens vier zu verwenden. Wenn Sie gern süße Mahlzeiten essen, können Sie die Zutaten auch zusammen mit 50 Gramm Klebreis zu einem Reisbrei kochen und als blutstärkendes, süßes Abendessen zu sich nehmen.

Trockene, dünne Haare sind oft Zeichen einer hormonellen Umstellung: Das Holz-Yin – das Blut – trocknet ein. Meist bestehen dabei neben trockenen Haaren noch andere Beschwerden wie z. B. Verstopfung, Nervosität, schwache Nerven, blasse, welke Haut, trockene Augen, Muskelkrämpfe oder Zittrigkeit und schlechter Schlaf. Die chinesische Medizin spricht von Blutleere. Zu Blutleere kommt es oft nach einer Entbindung, nach starker psychischer Belastung oder nach Überarbeitung in einem stressigen Beruf bzw. bei Doppelbelastung.
Tipp Wenn im Alter die Haare ergrauen und der Teint nicht mehr so strahlt, können Sie auch den Rabenkopftee von Seite 93 verwenden.

Chinesisches Haarwuchsmittel

Zutaten: 100 g chinesische Thujasamen bzw. Semen Biotae (D)
Zubereitung: Die Samen werden in eine Flasche gegeben und mit 60-prozentigem Alkohol übergossen, so dass sie gut bedeckt sind. Die Flasche verschließen und an einem dunklen Ort mindestens 10 Tage lang ziehen lassen. Reiben Sie nach dem Haarewaschen etwas von der Flüssigkeit in die Haare.
Anwendung: Äußerlich können Sie die Durchblutung der Kopfhaut mit diesem Haarwuchsmittel unterstützen.

Sieben Kostbarkeiten für das Blut

▶ **Zutaten:** jeweils 20 g Longan-Früchte (C), Jujuben, so genannte rote Datteln (C; D), Maulbeerfrüchte (C; D), schwarzer Sesam (C) , Lotussamen (C; D), frische Erdnüsse (B; C), Walnüsse (B;C)

▶ **Zubereitung:** Die Zutaten werden mit Wasser begossen, so dass sie gut bedeckt sind, und 20 Minuten lang gekocht. Bei Bedarf etwas Wasser nachgießen. Die entstandene Brühe darf nach Geschmack mit etwas Honig gesüßt werden und wird zusammen mit den Früchten als Kompott gegessen. Dies wird mindestens 3-mal pro Woche, insgesamt 4 Wochen lang, wiederholt.

▶ **Anwendung:** Durch die Sieben-Kostbarkeiten-Kur werden »blutleere« Menschen wieder gestärkt.

Giftige Feuchtigkeit neutralisieren

Falsche Essgewohnheiten, Alkohol- und Medikamentenmissbrauch sind die drei Hauptursachen für Feuchtigkeit und Schleim, speziell für die Bildung »giftiger Feuchtigkeit«. Die giftige Feuchtigkeit neigt dazu, sich festzusetzen, und führt dann zu immer schwerer wiegenden Stoffwechselstörungen, Übergewicht und oft auch Leber-, Gefäß- oder Nervenerkrankungen. Genau genommen handelt es sich um unterschiedliche Störungen mit verschiedenen, zum Teil sehr komplizierten Therapieformen. Für die Selbstbehandlung mit chinesischen Hausmitteln ist es aber ausreichend zu wissen, dass es sich um eine Art von Vergiftung, gleich welcher Art, handelt.

Chinesische Frauen naschen übrigens keine Schokolade, sondern süßen Reisbrei mit den sieben Kostbarkeiten und beugen so Wechseljahrebeschwerden rechtzeitig vor.

Falsche Essgewohnheiten

Menschen, die sich über lange Zeit einseitig und ungesund ernähren, z. B. mit Fertiggerichten, tierischen Nahrungsmitteln, Süßigkeiten und Imbissbudenessen oder Essen aus der Mikrowelle, sind oft »dauerschlapp«, haben einen schlechten Teint und teigiges Bindegewebe. Neben der chronischen Müdigkeit kommt es zu Stimmungsschwankungen, Depressionen und anderen äußerst lästigen Erscheinungen. Auch der Magen-Darm-Trakt reagiert oft gereizt, z. B. mit Übelkeit oder ständig breiigem und übel riechendem Stuhl.

Alkohol

Vergleichbare unangenehme Zustände treten akut nach Alkoholgenuss auf. Der Kopf wird heiß und schwer, und die Konzentration ist stark beeinträchtigt.

Medikamente und Drogen

Auch langjährige Verwendung von Medikamenten, wie Beruhigungsmitteln oder Drogen, oder häufige Behandlung mit starken Medikamenten, wie beispielsweise Antibiotika oder Hormone, können die Körperfunktionen völlig durcheinanderbringen und giftige Feuchtigkeit produzieren.

Fehlernährung

Tee, der wie ein Wind alles fortfegt

Zutaten: 30 g getrocknete Mandarinenschalen mit weißen Häutchen (B), 1 EL roter Tee bzw. Pu-erh-Tee oder Tuocha-Tee (A; B; C)
Zubereitung: Die Mandarinenschalen in 1 Liter Wasser 4-mal kurz aufkochen lassen. Vor dem letzten Aufkochen den roten Tee zugeben und alles zusammen noch einmal aufwallen lassen. Zugedeckt 5 Minuten lang ziehen lassen. Trinken Sie den Tee im Lauf von 1 Tag in kleinen Schlucken zwischendurch. Verwenden Sie diesen Tee kurmäßig über mindestens 4 Wochen hinweg.
Anwendung: Der Tee wird empfohlen, wenn Sie nach einer Zeit der Fehlernährung Ihre Ernährung umstellen und dazu den Körper restlos entgiften möchten. Roter Tee senkt den Cholesterin- und Fettspiegel des Bluts und unterstützt dadurch Entgiftungen und Schlankheitskuren. Genaueres über roten Tee erfahren Sie auf Seite 35.

Den Tee, der wie ein Wind alles fortfegt, müssen Sie über einen längeren Zeitraum hinweg anwenden. Wulong-Tee ist ein roter Tee. Intensiver sind Pu-erh- und Tuocha-Tee, die Sie in Reformhäusern und chinesischen Supermärkten erhalten.

Erhöhte Blutfette und Cholesterin

Es heißt gelegentlich, ein Mensch sei so gesund wie seine Blutgefäße. Wenn Sie jahrelang nicht ausreichend auf Ihre Ernährung geachtet haben und Ihre Blutwerte oder Gefäße nicht mehr in allzu guter Form sind, gibt es nun neue Hoffnung: Austernpilze. Die traditionelle chinesische Medizin verwendet sie seit jeher zur Verbesserung der Durchblutung, vor allem auch bei Menschen, die zu fett essen und zu viel Alkohol trinken.

Austernpilzpulver (für ca. 20 Tage)

Zutaten: 1 kg Austernpilze (B)
Zubereitung: Schneiden Sie die Pilze in hauchdünne Scheiben, breiten sie auf Papier aus und lassen sie unter häufigem Wenden an der frischen Luft vollständig trocknen. Dies kann mehrere Tage lang dauern. Die Pilze können auch im Backofen bei 50 °C getrocknet werden. Dazu muss man die Backofentür immer mal wieder öffnen. Die getrockneten Pilze (ca. 100 Gramm) sollten ganz spröde sein. Nun wer-

den sie im Mörser zu Pulver zerrieben und in Gläsern trocken und dunkel aufbewahrt. Von diesem Pulver wird täglich 1 Teelöffel in das Essen gemischt oder mit etwas heißem Wasser eingenommen.
Anwendung: Die Kur senkt erhöhte Blutfettwerte oder erhöhten Cholesterinspiegel, speziell nach langjährigem zu fettem Essen und häufigem Alkoholkonsum.

Wenn Sie in Zukunft etwas gesünder leben und bei Ihren Blutgefäßen anfangen möchten, ist dieses Rezept das Richtige für Sie: Das Austernpilzpulver hilft nicht nur, die Blutwerte zu normalisieren und Ihre Gefäße zu schützen, es verleiht auch Speisen und Saucen ein dezent-würziges Pilzaroma. Bauen Sie es auch außerhalb der Kur möglichst oft in Ihre tägliche Ernährung ein.

Alkoholkater

Tee der 1000 Tugenden

Zutaten: 50 g getrocknete Mandarinenschalen mit weißen Häutchen (A), 1 EL grüner Tee (A; B; C), 1 Zweig frische Minze oder 1 Beutel Pfefferminztee (A; B)
Zubereitung: Lassen Sie die Mandarinenschalen in 1/4 Liter Wasser 4-mal kurz aufkochen, und geben Sie 1 Esslöffel Tee und die Minze dazu. Kurz ziehen lassen und abseihen. Sie sollten den Tee sofort auf nüchternen Magen trinken.
Anwendung: Der Tee ist ein typisches Rezept gegen Alkoholkater »am Morgen danach« oder verdorbenen Magen und hilft dem Körper, möglichst schnell sein Gleichgewicht wieder zu finden.

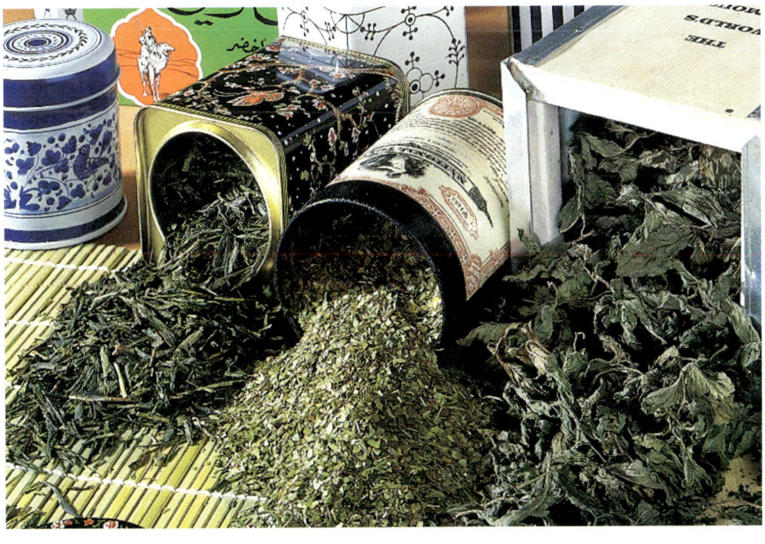

Ob Pu-erh-Tee, grüner Tee, Matetee oder roter Tee – sie alle haben einen hohen Gesundheitswert. Ersetzen Sie Kaffee und schwarzen Tee daher möglichst oft durch diese magenfreundlichen Sorten.

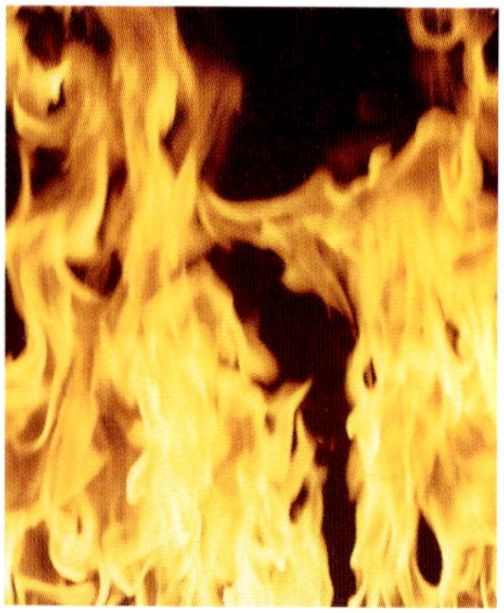

Feuer entspricht dem Herz, das u. a. den Geist und die Freude symbolisiert.

Feuer – Kraft für Herz und Seele

Fünf Wandlungsphasen – fünf Seelen

Die Chinesen unterscheiden fünf Formen von Seele:

▶ Zum Holz gehört die unternehmungslustige und sehnsüchtige Hun-Seele, die auch auf Wanderschaft geht, beispielsweise während eines Traums.

▶ Dem Metall wird die düstere und in sich gekehrte Po-Seele zugeschrieben, die alles, auch das Leben selbst, kritisch infrage stellt.

▶ Der Erde entspricht die manchmal weise, leider meist etwas phlegmatische und genusssüchtige Yi-Seele.

▶ Dem Wasser wird der unterbewusste Wille zu leben zugeordnet – und damit auch der Sexualtrieb.

▶ Beherrscht werden alle Seelen von der Shen-Seele, die zum Feuer gehört. Diese Feuerseele entspricht der geistigen Kraft. Sie ist es, die Freundschaften schließt und sich verliebt, die Erkenntnisse gewinnt und Kunstwerke genießt, die die Herrschaft bewahren muss über all die unterschiedlichen Tendenzen der anderen Seelen.

In alten Büchern heißt es über die Shen-Seele: »Wer sie erlangt, wird leben. Wer sie verliert, wird sterben.« Loben Sie sich also, wenn Sie etwas geleistet haben, und machen Sie sich selbst immer wieder kleine Freuden. Andernfalls schwächen Sie Ihr Feuer, das düstere Metall nimmt überhand und stellt alles infrage.

Geschwächtes Shen – Traurigkeit pur

Da das Feuer das Metall kontrollieren sollte, nimmt bei geschwächter Shen-Seele die Po-Seele überhand, alles erscheint grau in grau, das Leben verliert seinen Inhalt, nichts hat mehr Sinn. Oft geschieht dies nach starker geistiger Anstrengung über längere Zeit hinweg. Die chinesische Medizin rät, der Shen-Seele immer wieder Belohnungen wie Lob, Liebe und Freude zukommen zu lassen. Die Feuerseele kann aber auch übererregt, erhitzt und trocken sein. Symptome sind Schlafstörungen, Nervosität und Neigung zu plötzlichen Tränen.

Lotus, Lilie und Lakritze lindern Seelenpein

Hinter Symptomen wie Schwindel, Kopfweh, Ohrgeräuschen, Vergesslichkeit, Gedankenkreisen, Schlaflosigkeit, vielen Träumen und Herzrasen steckt oft starke nervliche Erschöpfung. Die Chinesen erklären das damit, dass das Blut die Shen-Seele, das Herz, nicht mehr ernährt. Oft geschieht dies bei Menschen, die all ihre Kraft anderen Menschen widmen und selbst über lange Zeit zu kurz kommen. Zur Erkrankung kommt es auch im Zusammenhang mit Blutverlust oder hormonellen Umstellungen wie Geburt oder Wechseljahren.

Die Süßholz-Weizen-Dattel-Suppe ist in China seit 2000 Jahren überaus beliebt und stellt, trotz ihrer harmlos erscheinenden Zutaten, eine echte Alternative zu unseren westlichen Beruhigungsmitteln dar. Wenn Sie unter Bluthochdruck leiden, sollten Sie allerdings bei längerer Einnahme von Süßholz Ihren Arzt konsultieren.

Neigung zu Tränenausbrüchen

Süßholz-Weizen-Dattel-Suppe

Zutaten: 9 g Süßholz bzw. Radix Glycyrrhizae praep. (A; C; D), 20 g Weizen (B), 7 »rote Datteln« (C) bzw. Fructus Jujubae (D)
Zubereitung: Kochen Sie alle Zutaten 20 Minuten lang in 1 Liter Wasser, und nehmen Sie den Tee über den Tag verteilt ein. Wiederholen Sie dies mindestens 4 Tage lang bzw. solange Sie möchten.
Anwendung: Die Suppe hilft bei häufiger und unerklärlicher Weinerlichkeit. Sie werden davon nicht müde, und wenn Sie sich innerlich wieder gefestigt fühlen, hören Sie einfach mit der Einnahme auf.

Schlafstörungen

Beerenelixier für das Blut

Zutaten: 50 g Rosinen (A; B), 30 g chinesische Bocksdornfrüchte (C) bzw. Fructus Lycii (D; siehe Hinweis Seite 67!)
Zubereitung: Kochen Sie die Rosinen mit den Beeren in 1 Liter Wasser zu einer dicken Suppe, die Sie abends vor dem Schlafengehen trinken. Sie können die Anwendung beliebig oft wiederholen.
Anwendung: Dieses Rezept hilft, wenn Sie sich nicht nur nervös, sondern trocken und ausgelaugt fühlen und sehr unruhig schlafen.

Eine Störung der Harmonie zwischen Feuer und Wasser führt oft zu Symptomen wie Erregung, Schlaflosigkeit, Nervosität, schlechtem Gedächtnis und nervlicher Erschöpfung. Schwarze Bohnen tränken das Wasser. Weizenkörner beruhigen das Feuer.

Schwarz-Weiß-Tee bei nervlicher Erschöpfung

Zutaten: 30 g schwarze Bohnenkerne (A; B; C), 20 g Weizenkörner (A; B), 7 Lotussamen (C) bzw. Semen Loti (D), 7 »rote Datteln« (C) bzw. Fructus Jujubae (D), etwas weißer Kandiszucker

Zubereitung: Alle Zutaten mit 1 Liter Wasser sprudelnd zum Kochen bringen und danach etwa 30 Minuten lang bei geringer Hitze zugedeckt kochen lassen. Den Tee im Lauf des Tages trinken. Wiederholen Sie dies mindestens 1 Woche lang.

Anwendung: Das Rezept verhilft schlaflosen und erregten Menschen zu ruhigen Nächten und ausgeglichenen Tagen.

Austernschalentee

Zutaten: 50 g Austernschalen

Zubereitung: Die Austernschalen werden 40 Minuten lang in ausreichend Wasser gekocht. Trinken Sie die Brühe im Lauf von 1 Tag.

Anwendung: Wenn Sie nicht nur unter Schlaflosigkeit, sondern auch unter Schwindel und innerer Unruhe leiden, könnten Austernschalen das Mittel für Sie sein.

Tipp Die Auster mit ihrer fast unüberwindlichen Verschlossenheit gilt als der Inbegriff des Festhaltens und des Yin. Deshalb hilft sie z. B., wenn während der weiblichen Wechseljahre das Yin nachlässt und es zu den oben genannten Beschwerden kommt.

Der Tee aus sauren Datteln nährt das Herzblut, und Sie können wieder schlafen. Wie alle anderen Tees in diesem Ratgeber enthält auch dieser keine gefährlichen oder abhängig machenden Substanzen, wie z. B. Beruhigungsmittel. Wenn Ihr Schlaf wieder ruhiger geworden ist, setzen Sie den Tee einfach ab.

Tee aus sauren Datteln

Zutaten: 15 g Semen Ziziphi (D), 3 g Radix Glycyrrhizae praep. (D), 10 g Rhizoma Anemarrhenae (D), 5 g Poria Cocos (D)

Zubereitung: Die Zutaten werden in 300 Milliliter Wasser 10 Minuten lang eingeweicht und danach für 30 Minuten bei geringer Hitze gekocht. Seihen Sie den Tee ab, und trinken Sie ihn über den Tag verteilt, jeweils nach den Mahlzeiten. Dieser Tee sollte mindestens 1 Woche lang eingenommen werden.

Anwendung: Wenn Sie innerlich ausgelaugt sind, das Herz rast und Sie nachts schwitzen oder unruhig träumen, sorgt dieser berühmte Tee für Erleichterung. Bei anhaltenden Schlafstörungen bestellen Sie am besten die 10fache Menge und nehmen den Tee 10 Tage lang ein.

Lilie – die stolze Blume für die Seele

Lilienzwiebeln vertreiben innere Unruhe, Schreckhaftigkeit und unruhigen Schlaf mit vielen Träumen.

▶ Lilienzwiebeltee: 20 g Lilienzwiebeln (aus dem Samenfachhandel) bzw. Bulbus Lilii (D) werden möglichst fein zerkleinert und für 15 Minuten in Wasser ausgekocht, schon ist der Tee trinkfertig!

▶ Chinesen kochen Lilienzwiebeln gern mit Reis, verschiedenen Beeren und Sesamsamen zu einem süßen, nervenstärkenden Brei.

Schlechtes Gedächtnis, Schwindel, Tinnitus

Störungen, die mit nachlassender Hirnleistung zu tun haben, gelten eigentlich nicht als Störung des Feuers. Das Gedächtnis ist die Fähigkeit zum Speichern und Festhalten. Dies zählt nach Auffassung der chinesischen Medizin zum Wasser. Störungen des Wassers bedeuten oft, dass unsere angeborene Lebensenergie vermindert ist.

Ginkgo für den Kopf

Zutaten: Ginkgotee (meist als Teebeutel; A)

Zubereitung: Der Tee wird nach Packungsbeilage zubereitet. Trinken Sie den Tee über mindestens 8 Wochen hinweg 2-mal täglich. Sie können auch Ginkgoextrakt aus der Apotheke verwenden.

Anwendung: Bei nachlassender Hirnleistung, Gedächtnisschwäche oder Schwindel verbessert der Tee die Hirndurchblutung.

Wenn kleine Kinder weinen und unruhig sind, ist oft der Bauch schuld. Wichtiger Hinweis: Bei allen anhaltenden Störungen der Gesundheit Ihres Kindes sollten Sie unbedingt fachärztliche Hilfe in Anspruch nehmen!

Spezialtherapien für Kleinkinder

Auch kleine Kinder können an Nervosität und innerer Unruhe leiden. Die Ursachen dafür sind nach chinesischer Ansicht ganz andere als bei Erwachsenen und werden daher auch anders behandelt. Außerdem sind manche chinesischen Tees so bitter, dass Kinder sie einfach nicht trinken möchten. Da Kinder in China zu nichts gezwungen werden dürfen, weil dies die Entwicklung ihrer zarten Seele stören würde, ist es nicht leicht, passende Mittel für sie zu finden.

Der Geschmack des wunderbaren Kindertees ist zwar süßlich, aber durch den Ingwer etwas scharf. Wenn er ausreichend verdünnt ist, trinken ihn die meisten Kinder dennoch gern. Sie können natürlich weniger nehmen, denn oft hilft schon ein Esslöffel des Tees. Nehmen Sie aber auf keinen Fall mehr! Das Rezept ist übrigens 2000 Jahre alt.

Wunderbarer Kindertee

Zutaten: 1 g Süßholz, 0,5 g trockener Ingwer

Zubereitung: Die Zutaten mit 1/4 Liter Wasser 10 Minuten lang kochen lassen und dem Kind lauwarm zu trinken geben. Die angegebene Menge entspricht der Tagesdosis für ein 3-jähriges Kind.

Anwendung: Das Rezept ist ein wahres Wundermittel bei einer großen Anzahl von Beschwerden wie nächtlicher Unruhe mit Alpträumen, Schweißausbrüchen, Schreien, Weinen und Erbrechen. Tagsüber hilft es nervösen Kindern mit schlechtem Appetit, Verdauungsbeschwerden, Husten, Verschleimung und Bauchweh.

Bauchschmerzen, Durchfall

Kinder müssen sehr schnell wachsen, unglaubliche Mengen an Nahrung verarbeiten und pausenlos lernen. Kein Wunder, dass die Erde kleiner Kinder oft überfordert ist. Die meisten Erde-Störungen zeigen sich zuerst im Bauch.

Karottentee für verkrampfte Kinder

Zutaten: 200 g Karotten (B), Malzzucker oder ersatzweise brauner Zucker nach Geschmack

Zubereitung: Die Karotten werden geschält und grob geraspelt. Dann werden sie mit 300 Milliliter Wasser kurz aufgekocht. Lassen Sie die Brühe 10 Minuten lang ziehen, und seihen Sie sie ab. Nach Geschmack süßen und dem Kind warm zu trinken geben.

Anwendung: Bei schlechtem Gedeihen mit Bauchweh, Durchfall und Erbrechen kann der Tee den gereizten Bauch besänftigen.

Blähungen und wunder Po

Viele Kinder leiden unter Feuchtigkeit und Hitze. Dabei kann es zu Koliken mit starkem Weinen in der Nacht, übel riechendem Stuhl und wunder Haut kommen. Durch die ständige Störung des Schlafs werden die Kinder geschwächt und gleichzeitig überreizt. Dies verstärkt die Feuchtigkeit und die Hitze noch mehr.

Sanft kühlender Bambusblättertee

Zutaten: 10 Stück Bambusblätter (aus dem Park oder der Blumenhandlung) bzw. Foliae Bambusae (D), 0,5 g Süßholz (A; C) bzw. Radix Glycyrrhizae viridis (D)
Zubereitung: Die Zutaten mit 1/4 Liter Wasser 5 Minuten lang kochen, abseihen und abends als warmen Tee zu trinken geben.
Anwendung: Der Tee beruhigt und kühlt Kinder, die nachts heftig weinen und unruhig sind und dabei ein eher rotes Gesicht oder einen wunden Po haben.

Bambusblätter erhalten Sie nicht bei allen der angegebenen Versandadressen. Sie können aber ohne weiteres einen Bambus im Blumenladen erwerben und die Blätter selbst »ernten«.

Süßholzwurzelwasser

Zutaten: 3 g Süßholzwurzel (A) bzw. Radix Glycyrrhizae viridis (D), 6 g Chrysanthemenblüten (C) bzw. Flores Chrysanthemi
Zubereitung: Die Zutaten für 10 Minuten in 500 Milliliter Wasser kochen und den Tee in einer Sprühflasche im Kühlschrank aufbewahren. Nach jedem Waschen die entzündete Haut dünn einsprühen und an der Luft trocknen lassen. Wenn der Kinderpo immer wieder entzündet ist, auf Plastikwindeln ganz verzichten.
Anwendung: Das Mittel hilft bei Wundheit, Rötungen und leichtem Sonnenbrand.

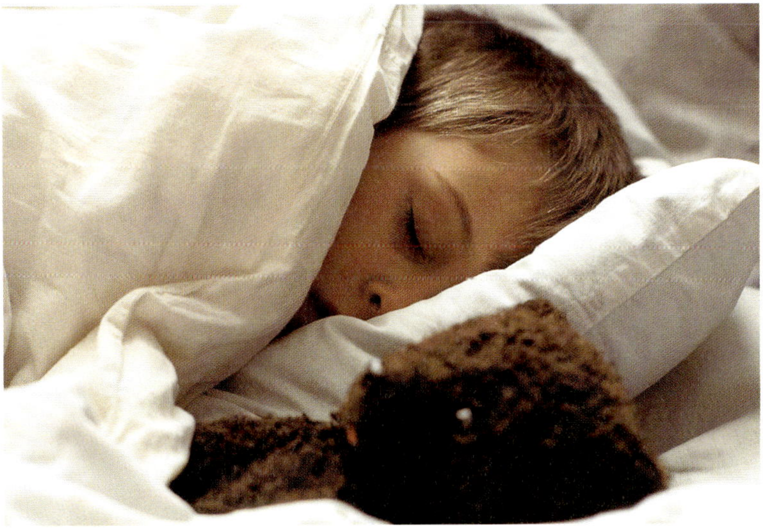

Auch für das kranke Kind gilt: Schlafen ist die beste Medizin. Heilmittel aus China sorgen außerdem dafür, dass Linderung und Erholung rasch einsetzen.

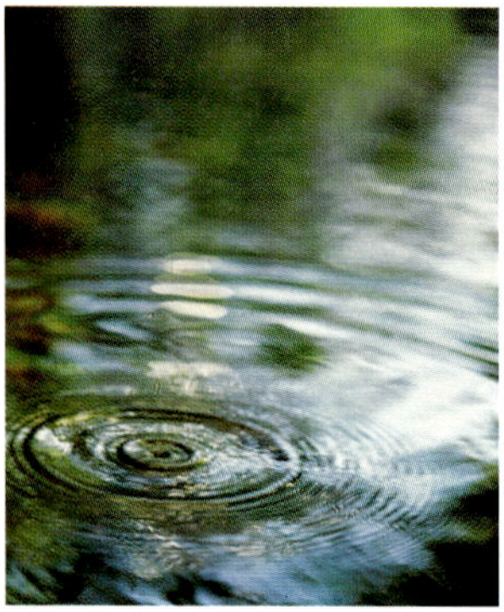

Wasser entspricht u. a. dem Winter, der Kälte und der Fruchtbarkeit.

Wasser – Menstruation, Energie und Sexualität

Das Wasser entspricht der angeborenen Lebenskraft. Diese Kraft wird von Generation zu Generation weitergegeben. Wenn diese Kraft sich zu schnell verbraucht, lässt die sexuelle Energie nach, es kommt zu Fruchtbarkeitsstörungen, sexueller Lustlosigkeit und Impotenz. Wie alles auf der Welt, besitzt auch die angeborene Lebenskraft eine Yin- und eine Yang-Seite. Um die Harmonie zwischen Yin und Yang zu bewahren, ist es wichtig, sich immer wieder mit Menschen auszutauschen, die anders geartete Yin-Yang-Konstellationen besitzen. Dies kann ein geistiger Austausch sein, eine Seelenfreundschaft oder eine sexuelle Beziehung. Das Geschlecht der Partner ist dabei nicht so entscheidend wie ihre beiderseitigen Konstellationen, die sich möglichst ergänzen und gegenseitig bereichern sollten.

Sollte einer der beiden Partner feststellen, dass der Kontakt sie oder ihn langfristig schwächt oder traurig macht, während der oder die andere geradezu aufblüht, ist dies kein Austausch, sondern »Raub«. Hier hilft nur eines: Der Kontakt muss sofort abgebrochen werden! Auch und gerade dann, wenn der oder die andere beteuert: »Ohne dich kann ich nicht leben.«

Der unmittelbarste Austausch zwischen Yin und Yang findet bei sexuellen Kontakten statt. Wenn die Chinesen vom Austausch von Yin und Yang sprechen, ist daher meist die Sexualität gemeint. Gesunde Menschen beiderlei Geschlechts sollten beide Kräfte Yin und Yang in einem für sie passenden Verhältnis besitzen. Männer neigen eher dazu, vom Yang beherrscht zu werden, und Frauen vom Yin.

Schwächung von Yin oder Yang

▶ Die Yin-Seite der Lebenskraft ist nährend, kühlend und festigend. Wird sie schwach, kommt es zu schlechtem Gedächtnis, zu Nachtschweiß, innerer Unruhe und schlechtem Schlaf. Bei Frauen kann es zu Frühgeburten kommen, bei Männern zu nächtlichem Samenerguss und vorzeitiger Ejakulation.

▶ Die Yang-Seite der Lebenskraft ist aktiv, wärmend und nach außen gerichtet. Wird sie schwach, fühlen wir uns schlapp und kalt, und die sexuelle Kraft und Fruchtbarkeit bei beiden Geschlechtern lässt nach.

Menstruationsbeschwerden mildern

Menstruationsbeschwerden reichen von Stimmungsschwankungen, Gewichtsveränderungen, Heißhunger, Akne, Migräne über Schmerzen, Ziehen im Rücken bis hin zu Krämpfen, die manchmal so stark sind, dass die Betroffenen in Ohnmacht fallen. Eine Störung der Menstruation zeigt eine Störung des Hormonhaushalts an. Hormone sind es, die nicht nur die Menstruation, sondern alle Funktionen des Körpers steuern. Gute chinesische Mediziner erkennen an der Regelmäßigkeit oder Unregelmäßigkeit der Menstruation, Schmerzen und an der Beschaffenheit und Menge des Bluts verborgene Störungen im Körperinneren, denn die Menstruation ist ein wertvolles Frühwarnsystem für viele Krankheiten.

Die chinesische Medizin nimmt den ungestörten und angenehmen Ablauf der Menstruation sehr ernst. In alten Medizinbüchern heißt es daher: »Bei Frauen muss immer zuerst die Menstruation reguliert werden, ganz gleich, welche weiteren Erkrankungen vorliegen. Ist die Menstruation erst reguliert, verschwinden viele Störungen von selbst.«

Die vier Phasen der Menstruation

▶ **Erste Phase:** Blutung. Die erste Phase entspricht dem Vollmond. Altes Blut und Hitze werden ausgeschieden. Es kommt zu einer Reinigung und zu einer Abnahme überschüssiger Yang-Energie. Yang bedeutet auch Wärme. Daher frieren viele Frauen während dieser Tage.

▶ **Zweite Phase:** Aufbau von Yin-Säften. Nach Beendigung der Blutung herrscht ein Mangel an Säften und Blut. Diese werden bis zum Eisprung wieder aufgebaut. Das Vaginalsekret nimmt zu. Jetzt wächst das Yin. Viele Frauen fühlen sich nun ganz »in ihrem Element«. Sie schmieden Pläne und pflegen Beziehungen zu Freunden und Familie.

▶ **Dritte Phase:** Eisprung. Nun, zurzeit des Neumonds, erreicht das Yin seinen Höhepunkt. Extremes Yin schlägt in (junges) Yang um. Die Körpertemperatur steigt. Einige Tage nach dem Eisprung dickt das Vaginalsekret ein. Körpergeruch nimmt zu.

▶ **Vierte Phase:** Aufbau von Yang. Es beginnt eine Zeit der Aktivität, in der das Yang wächst. Jetzt sind Frauen für ein nach außen gerichtetes, aktives Leben gut ausgerüstet. Kurz vor der Menstruation erreicht die Yang-Kraft ihren Maximalpunkt. Da extremes Yang in (junges) Yin umschlagen soll, kommt jetzt der Moment des Loslassens und der Öffnung: Die Menstruation beginnt.

Empfindlichkeit, Weinerlichkeit

Während der Menstruation öffnet sich der weibliche Leib. Er ist während dieser Zeit sehr empfänglich für Intuitionen und feine Schwingungen der Umgebung. Dies drückt sich oft darin aus, dass Frauen empfindlich auf Kränkungen und Unfreundlichkeit reagieren. Schützen Sie sich daher rechtzeitig vor vermeidbaren unfreundlichen Begegnungen. Verwandeln Sie vor allem die scheinbare Schwäche in die Stärke, die sie eigentlich schon immer war. Die Zeit der Menstruation ist der richtige Moment, Ihre Intuition bewusst zu trainieren und zu nutzen, indem Sie besonders intensiv auf Ihre Eingebungen, Gefühle und Träume achten und danach handeln. Bei starker Traurigkeit hilft die »Süßholz-Weizen-Dattel-Suppe« auf Seite 77.

Die Menstruation ist auch eine Zeit des Rückzugs und der Besinnung. Überdenken Sie daher die letzten vier Wochen Ihres Lebens, und trennen Sie sich von unrealistischen Wünschen und Vorstellungen. Durch das schwache Yang ist Ihre Sensibilität während dieser Zeit verstärkt. Verzichten Sie jetzt auf aggressive Konfrontationen mit der Außenwelt und auf Aufgaben, die ein dickes Fell verlangen.

Frieren, Kälteschmerz und Rückenprobleme

Während der Menstruation kann auch Kälte direkt ins Innerste eindringen, z. B. wenn man sich nicht ausreichend anzieht. Kälte führt zu Stagnation. Nach der Regel »Wenn der Fluss unterbrochen wird, kommt es zu Schmerzen« kommt es zu quälenden Kälteschmerzen.

Zimtschnaps
Zutaten: 50 g Cortex Cinnamomi (D), Kandis nach Geschmack, 1 Flasche Kognak oder guter Weinbrand
Zubereitung: Zimt und Kandis werden in eine Flasche gegeben und mit dem Weinbrand so übergossen, dass sie ganz bedeckt sind. Die Flasche wird mindestens 2 Wochen lang an einem dunklen Ort stehen gelassen. Bei Rückenschmerzen durch Kälte während der Menstruation wird täglich 1 Esslöffel des Schnapses eingenommen.
Anwendung: Eine besondere Wirkung der Zimtrinde besteht darin, dass sie, außer Kälte im Bauch, vor allem auch die starken und stechenden Rückenschmerzen beseitigen kann.
Tipp Zusätzlich können Sie die schmerzenden Stellen auch mit etwas Schnaps einreiben und einen zusätzlichen »Schluck« sanft in den Nabel tupfen.

Den »Angelpunkt des Himmels« wärmen

Der Akupunkturpunkt liegt links und rechts neben dem Nabel in der Entfernung von ca. drei Querfingern. Bei besonders starken Menstruationsschmerzen werden beide Punkte mit Zimtöl aus der Drogerie betupft und dann mit einem Föhn erwärmt. Halten Sie ihn dazu so nah wie möglich an den Punkt, so dass Sie die Wärme intensiv spüren. So dringen die ätherischen Öle des Zimtöls tief ein.

Wärmender Ingwertee

Zutaten: 1 walnussgroßes Stück frischer Ingwer (B; C), 1 EL schwarzer Tee (B; C), 8 g brauner Zucker (B)

Zubereitung: Schneiden Sie den Ingwer in feine Streifen, die Sie in einer trockenen Pfanne goldgelb rösten. Der Ingwer, die Teeblätter und der Zucker werden nun mit 300 Milliliter kochendem Wasser übergossen, zugedeckt 3 Minuten lang stehen gelassen und abgeseiht. Der Tee wird wie ein normaler Tee nach Belieben getrunken.

Anwendung: Wenn Sie zu Beginn der Menstruation frieren und leichte Bauchschmerzen haben, ist der Tee genau das Richtige.

Bei starken Schmerzen helfen Beifuß und Fenchelsamen. Unterstützend wirkt eine chinesische Wärmflasche, mit drei Esslöffeln Fenchelsamen, auf dem Unterbauch.

Tee, der Kälte vertreibt

Zutaten: 20 g Beifuß (A; B), 10 g Fenchelsamen (A; B), 10 g brauner Zucker (B)

Zubereitung: Die Zutaten mit kochendem Wasser überbrühen und 10 Minuten lang zugedeckt ziehen lassen – fertig ist der Tee.

Anwendung: Bei Menstruationsschmerzen, die sich bei Wärme und nach Abgehen von schwarzen Blutklumpen bessern, hilft dieser Tee.

Stockende Menstruation mit Schmerzen

Hier geht es um Anspannung und Loslassen, ein Holz-Problem. Durch die Anspannung und Verkrampfung kommt es zu Menstruationsschmerzen, bei denen typischerweise fast immer klumpiges Menstruationsblut zu beobachten ist.

Die Rosenblüten kennen wir bereits als Holz-entspannendes Mittel aus den Abschnitten über Aufstoßen und Völlegefühl. Hinweis: Bei zu starken Blutungen sollten keine Färberdistelblüten verwendet werden!

Rosen für Leib und Seele – roter Blütentee

▶ **Zutaten:** 10 g Rosenblüten (A; aus dem Garten), 5 g Tee (B; C), 8 g Färberdistelblüten bzw. Flores Carthami (A; D)

▶ **Zubereitung:** Die Zutaten mit 300 Milliliter sprudelnd kochendem Wasser überbrühen und 5 Minuten lang zugedeckt ziehen lassen. Mehrmals täglich trinken. Die angegebene Menge reicht für 1 Tag. Die Einnahme sollte rechtzeitig, mindestens 3 Tage vor der Menstruation, beginnen und bis zum Einsetzen der Blutung fortgesetzt werden.

▶ **Anwendung:** Bei innerer Anspannung und Menstruationsbeschwerden mit klumpigen Blut verflüssigt der Tee durch die Färberdistel das Blut ein wenig. Dadurch kann es nicht so klumpen, und die Schmerzen lassen nach. Die Rosenblüten wirken Holz-entspannend.

Menstruation und Kälte, sexuelle Unlust

Bei schmerzhafter Regel mit Frieren und eventueller sexueller Lustlosigkeit liegen wahrscheinlich Yang-Mangel und Kälte vor. Die Betroffenen sind oft traurig oder sogar tief verzweifelt und sehen keinen Sinn mehr im Leben. Hier hilft Ingwer.

Ingwerpulver gegen Kälte im Unterleib

Zutaten: 500 g frischer Ingwer (B; C), 500 g brauner Zucker (B; C)
Zubereitung: Den Ingwer ganz fein hacken und mit dem Zucker zermörsern. Bei geringer Hitze mit einigen Teelöffeln Wasser (möglichst wenig) zugedeckt 1 Stunde lang dünsten. Breiten Sie die Mischung auf einem Backblech aus, und lassen Sie sie 3 Tage lang, möglichst in der Sonne, trocknen. Diese Prozedur wird 9-mal (27 Tage lang) wiederholt. Durch das wiederholte Erwärmen und das Trocknen in der Sonne soll der Ingwer sich mit Yang-Kraft aufladen. Beginnen Sie am 1. Tag der Regel damit, 3-mal täglich 1 Teelöffel des fertigen Ingwerpulvers einzunehmen. Fahren Sie einen Zyklus lang mit der Einnahme fort. Während dieser Zeit sollten Sie enthaltsam leben.
Anwendung: Bei schmerzhafter Regel mit Frieren und eventueller sexueller Lustlosigkeit hat sich dieses Pulver seit Urzeiten bewährt.

Unregelmäßige Menstruation und prämenstruelles Syndrom

Froh-und-lässig-Pulver (als Tee)

Zutaten: 10 g Radix Bupleuri (D), 10 g Radix Angelicae sinensis (D), 10 g Radix Paeoniae lactiflorae (D), 10 g Radix Atractylodis macrocephalis (D), 10 g Poria Cocos (D), 5 g Radix Glycyrrhizae praep. (D), mehrere Scheiben frischer Ingwer (B; C), 1 Beutel Pfefferminztee oder einige Zweige frische Minze (A; B)
Zubereitung: Alle Zutaten, außer dem Pfefferminztee, in 1/2 Liter Wasser 20 Minuten lang kochen lassen. Den Tee abseihen und beiseite stellen. Noch einmal Wasser auf die Kräuter gießen und für weitere 20 Minuten kochen lassen. Gegen Ende der 2. Kochzeit die Pfefferminze zugeben und ganz kurz weiter kochen, bis der Minzduft sich entfaltet. Den Tee abseihen und mit dem 1. Absud vermischen. 3-mal täglich 1/6 davon einnehmen. Die Menge reicht für 2 Tage.
Anwendung: Das Pulver ist der Klassiker gegen menstruationsbedingte Stimmungsschwankungen, Gereiztheit, Depressionen und Unregelmäßigkeiten des Zyklus. Es hilft auch bei geschwollenen Brüsten, Kopfschmerzen, Hitzewallungen und Schmerzen.

Das »Froh-und-lässig-Pulver« ist jeder Chinesin ein Begriff und in China in Tablettenform überall erhältlich. Hierzulande müssen Sie die Zutaten leider bestellen und selbst aus den Kräutern einen Tee zubereiten.

Zu schwache Menstruation

Eine zu schwache Menstruationsblutung ist nicht unbedingt eine Krankheit. Kommen aber nur noch wenige Tröpfchen, kann dies Ausdruck einer Blockade mit drohender Unfruchtbarkeit sein.

Der Tee aus dem Kraut, das den Müttern hilft, wirkt auch leicht harntreibend, was günstig ist, wenn es vor der Menstruation zu starken Wassereinlagerungen kommt.

Tee aus dem Kraut, das den Müttern hilft

Zutaten: 50 g Herba Leonuri (A; D), 2 EL brauner Zucker
Zubereitung: Das Herzgespannkraut (Herba Leonuri) in 1/4 Liter Wasser kurz aufkochen und 10 Minuten lang ziehen lassen. Süßen und abseihen. Der Tee wird sofort getrunken und dann eine chinesische oder herkömmliche Wärmflasche auf den Bauch gelegt.
Anwendung: Der Tee macht das Blut wieder flüssig und verhindert Blockaden im Unterleib.

Zu starke Menstruation

Die Störungen von Yin und Yang sind sehr komplex, und ihre Behandlung macht einen Großteil der chinesischen Medizin aus. Menstruationsbeschwerden müssen nicht sein. Sie sollten aber nicht einfach mit Medikamenten wie Schmerzmitteln oder der Antibabypille unterdrückt werden.

Das Menstruationsblut soll gleichmäßig und ohne Schmerzen fließen. Genauso wichtig ist es, dass die Blutung nach drei bis fünf Tagen endet und es nicht zu einem sehr starken Blutverlust kommt. Sonst wird die Frau zu sehr geschwächt. Fatalerweise bewirkt die Schwächung der Frau durch eine zu starke Menstruation, dass die Blutung immer stärker wird, da die zusammenhaltenden Yin-Kräfte dann immer weiter abnehmen.

Lotussamentee, der das Blut bewahrt
Zutaten: 30 g Lotussamen bzw. Semen Loti (C; D),
10 g weißer Kandiszucker, 5 g grüner Tee (A; B; C)
Zubereitung: Lassen Sie die Lotussamen in 1/2 Liter Wasser so lange stehen, bis sie weich sind. Dann werden sie 20 Minuten lang zusammen mit dem Kandiszucker gekocht. Zuletzt werden die Teeblätter zugegeben und der Tee sofort vom Herd genommen. Für 10 Minuten zugedeckt ziehen lassen und abseihen. Dieser Tee wird vom 1. Tag der Regel an 3-mal täglich getrunken, bis die Blutung aufhört.
Anwendung: Bei zu starken Menstruationsblutungen oder bei Ausfluss, der unmittelbar nach der Blutung einsetzt, hilft dieser Tee.

Bei blassem Blut und Ausfluss

▶ Hier können zwei unterschiedliche Störungen zugrunde liegen: eine Schwäche der Erde oder eine Schwäche des Yang-Aspekts des Wassers.

▶ Bei Schwächung der Erde kommt es häufig zu Feuchtigkeitsstörungen. Bei Durchfall, Ausfluss, Gewichtsproblemen oder Wassereinlagerung zuerst die Erde stärken. Viele Tipps zur Stärkung der Erde, auch bei Ausfluss, finden Sie im Abschnitt über die Erde (Seite 22ff.). Gegen starken Ausfluss hilft der »Lotussamentee, der das Blut bewahrt« (siehe oben).

▶ Bei Schwächung des Wassers kommt es zu sexueller Unlust und/oder Unfruchtbarkeit, oft mit starkem Frieren und tiefer Traurigkeit oder einem Gefühl von Sinnlosigkeit verbunden. Besonders gut hilft hier das »Ingwerpulver gegen Kälte im Unterleib« auf Seite 86.

Unfruchtbarkeit – Ursachen bekämpfen

Unfruchtbarkeit kann sehr viele Ursachen haben. Entsprechend vielfältig sind die chinesischen Behandlungsverfahren. Wenn Sie ein Hausmittel anwenden, unterstützen Sie die Wirkung optimal, wenn Sie möglichst guter Dinge sind und nicht ständig trüben Gedanken nachhängen.

Nicht selten spielt bei Unfruchtbarkeit auch die Psyche eine entscheidende Rolle. Oft werden Frauen erst dann schwanger, wenn sie sich schon damit abgefunden haben, dass sie kein Kind bekommen können. Oder die Schwangerschaft tritt während eines Urlaubs, in entspannter Umgebung, ein. Noch ein Trost: Wenn die Hausmittel versagen, kann Ihnen, neben den unterschiedlichen schulmedizinischen Behandlungen, auch die traditionelle chinesische Kräutermedizin sehr oft helfen.

Vier-Blüten-Tee gegen Blockaden im Unterleib

Zutaten: 12 g Aprikosenblüten (A; D oder aus dem Garten oder Park), 12 g Pflaumenblüten (A; D oder aus dem Garten oder Park), 12 g Chrysanthemenblüten bzw. Flores Chrysanthemi (A; C; D), 8 g Färberdistelblüten bzw. Flores Carthami (A; D)

Zubereitung: Die Blüten werden mit kochendem Wasser überbrüht und morgens und abends als Tee getrunken. Setzen Sie die Kur vom Einsetzen der Menstruation an für 14 Tage fort. Wiederholen Sie dies insgesamt 3 Monate lang.

Anwendung: Bei Ausbleiben des Eisprungs oder besonders starkem Mittelschmerz, verklebten Eileitern oder Endometriose liegt, chinesisch gesehen, oft eine so genannte Blockade vor. Die Betroffenen sind eventuell leicht reizbar oder launisch. Dagegen hilft diese Kur.

Tipp Wenn eine der 4 Blütenarten fehlen sollte, können Sie sie durch 12 Gramm Rosenblüten ersetzen.

Tee gegen Kälte im Unterleib

Zutaten: 20 g so genannter Milchbildungstee (A) oder je 7 g Anis, Fenchel und Brennnessel (A)

Zubereitung: Überbrühen Sie die jeweiligen Zutaten, und lassen Sie sie zugedeckt für 10 Minuten ziehen. Der Tee sollte kurmäßig 1 Monat lang 3-mal täglich getrunken werden. Sie benötigen also 60 Gramm Tee pro Tag. Während dieser Kur sollten Sie enthaltsam leben.

Anwendung: Bei Unfruchtbarkeit mit Kältegefühl, sexueller Lustlosigkeit, viel dünnem weißem Ausfluss und häufigem Wasserlassen wirkt dieser Tee Wunder.

Allgemeine und sexuelle Lustlosigkeit

Yangsheng ist im modernen China kein Geheimnis mehr. Die Erforschung dieser Rezepte hat gezeigt, dass durch den gezielten Einsatz von bestimmten Kräutern die Vitalität und sexuelle Kraft von Frauen und Männern entscheidend verbessert werden kann. Techniken wie Ta Chi Chuan oder Qi Gong, Meditation, gesunde Ernährung und ausreichend Schlaf sind wichtige Bestandteile des Yangsheng.

Die traditionelle chinesische Medizin lehrt, dass jeder Mensch zu seiner Geburt eine bestimmte Menge an angeborener Lebenskraft mitbekommt. Wenn sorgsam damit umgegangen wird, ist es möglich, seine sexuelle und geistige Kraft bis ins hohe Alter zu erhalten. Wenn es im Leben eines Menschen dennoch zu gewissen Zeiten an sexueller Lust und Lebensfreude fehlt oder wenn die geistige Energie nachlässt, hilft eine medizinische Fachrichtung, die sich darauf spezialisiert hat, die »Lebenskraft zu pflegen« – Yangsheng. Yangsheng-Ärzte galten zu allen Zeiten als Weise und genossen oft besondere Privilegien. Heute gibt es an den Universitäten für traditionelle Medizin besondere Abteilungen, an denen die uralten und geheimnisvollen Rezepte der Yangsheng-Ärzte erforscht werden. Individuell zusammengestellt, helfen Yangsheng-Rezepte bei der Behandlung von Wechseljahrebeschwerden, Impotenz, sexueller Unlust und vorzeitigen Alterungserscheinungen, z. B. nach Zeiten großer psychischer oder körperlicher Belastung. Die Behandlung funktioniert umso besser, je mehr die Betroffenen auch sonst ein gesundes Leben führen.

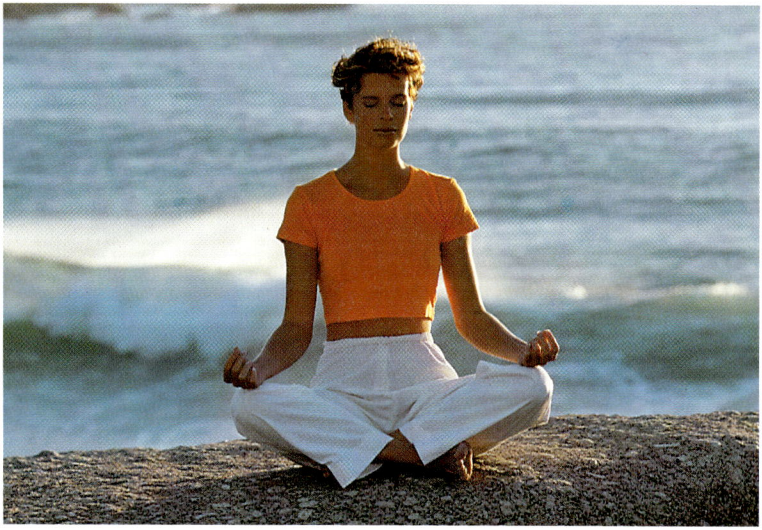

Regelmäßige Meditation oder andere Übungen, bei denen Sie zur Ruhe kommen, wie solche aus Yoga oder Tai Chi, wirken anregend auf den Geist, fördern die Konzentrationsfähigkeit und die innere Sammlung.

Allgemeine Stärkung

Persönlicher Tee der Göttin Guanyin

Zutaten: 200 g schwarzer Sesamsamen (C), 200 g getrocknete Süßkartoffel (C) bzw. Rhizoma Dioscoreae (D), 200 g weißer Reis (B; C), 200 g Lotuswurzelstärke »Oufen« (C), 3 EL brauner Zucker (B)

Zubereitung: Sesam, Süßkartoffel und Reis werden in einer trockenen Pfanne unter schnellem Rühren geröstet, bis sie ganz trocken und knusprig sind. Dann werden sie im Mörser oder mit einer Gewürzmühle zu Pulver zerkleinert. Das geht nur, wenn die klebrigen Zutaten völlig durchgeröstet sind. Sieben Sie das erhaltene Pulver durch ein Sieb, und mischen Sie es mit der Lotuswurzelstärke und dem Zucker. Von dieser Mischung werden jeden Morgen oder bei Bedarf auch zwischendurch 3 Esslöffel, unter ständigem Rühren, mit sprudelnd kochendem Wasser übergossen und der etwas dickflüssige Tee gleich getrunken.

Anwendung: Die Göttin Guanyin gilt als gütige Göttin, die den Menschen aus vielerlei Nöten hilft. Da dies sehr anstrengend ist, hilft sie sich selbst mit einem ganz persönlichen wohlschmeckenden Tee. Er ist ein schneller Energiespender für Zeiten besonderer nervlicher Belastung. Regelmäßig angewendet, stärkt er die Nerven, verbessert den Schlaf und wirkt vorzeitigem Altern entgegen. Er verhindert auch Heißhunger und Hypoglykämien (Unterzucker).

Im gesamten Ablauf zwischen Geborenwerden und Sterben wechseln Yin und Yang sich pausenlos ab. Wir bleiben niemals gleich, sondern sind jeden Tag neu. Es heißt, je mehr ein Mensch mit diesen Veränderungen umgehen kann, umso länger bleibt sie oder er jung.

Echter Ginsengtee

Zutaten: 3 g fein geschnittener weißer Ginseng (C; D) (entspricht etwa 1 schwach gehäuften Teelöffel)

Zubereitung: Der Ginseng wird mit kochendem Wasser überbrüht und für 10 Minuten zugedeckt stehen gelassen und dann abgeseiht. Trinken Sie diesen Tee 3-mal täglich. Wenn möglich, sollten Sie die kostbaren Ginsengstückchen gründlich auskauen. Die Kur wird 8 Wochen lang fortgesetzt. Während der Kur sollten Sie auf Tee, Kaffee und Möhren verzichten.

Tipp Viel hilft nicht immer viel: Eine Erhöhung der Dosierung ist bei diesem Rezept teuer und wirkungslos.

Die Wunderwurzel – Ginseng

Was wäre die chinesische Medizin ohne Ginseng! Die Wunderwurzel wird seit uralten Zeiten zur Behandlung unzähliger Krankheiten eingesetzt. Die wirksamste Sorte stammt übrigens nicht aus China, sondern aus Korea. Ginseng stärkt die Immunabwehr und hilft bei Infektanfälligkeit und Energiemangel, regt den Stoffwechsel und die Durchblutung an, fördert Leistungsfähigkeit, sexuelle Lust und Potenz und lindert depressive Verstimmungen und Wechseljahrebeschwerden der Männer wie der Frauen. Da Ginseng die Aufnahme vieler Medikamente in die Zellen verstärkt, müssen Sie manche Medikamente eventuell im Lauf einer Ginsengkur niedriger dosiert einnehmen. Bei Fragen dazu sollten Sie sich an Ihre Ärztin oder Ihren Arzt wenden.

Da Ginseng teuer ist, verwenden viele Chinesen gern den so genannten Bastardginseng (Radix Codonopsitis). Er ist gelegentlich auch bei uns in Chinaläden erhältlich. Codonopsis wird höher dosiert und wirkt sehr gut bei Energielosigkeit und schlechtem Stoffwechsel. Bei Potenzproblemen und Wechseljahrebeschwerden sollten Sie allerdings echten Ginseng verwenden.

Tee mit »kleinem Ginseng«

Zutaten: 30 g Radix Codonopsitis (C; D), 5 so genannte rote Datteln (C) bzw. Fructus Jujubae (D)

Zubereitung: Die Zutaten werden mit 1/2 Liter Wasser 20 Minuten lang gekocht und abgeseiht. Der Tee wird im Lauf von 1 Tag getrunken. Setzen Sie die Kur mindestens 1 Woche lang fort.

Anwendung: Das Rezept wirkt bei allgemeiner Schwäche, schlechtem Stoffwechsel, Nervosität und Herzklopfen.

Astragalustee mit roten Datteln

Zutaten: 20 g Astragalus membranaceus (D), 5 so genannte rote Datteln (C) bzw. Fructus Jujubae (D)

Zubereitung: Die Zutaten werden mit 1/2 Liter Wasser 20 Minuten lang gekocht und abgeseiht. Der Tee wird im Lauf des Tages getrunken. Setzen Sie die Kur 1 Woche lang fort.

Anwendung: Stärker anregend als Ginseng und Bastardginseng wirkt Tragant (Radix Astragali). Deshalb wird er besonders bei starker Energielosigkeit, Erschöpfung, Schwitzen und Kurzatmigkeit verwendet. Da Astragalus die Yang-Kräfte stärkt, sollte er mit Yin-stärkenden Kräutern, wie z. B. roten Datteln, ergänzt werden. Dieser Tee verhilft Ihnen in kurzer Zeit zu neuer Energie.

Impotenz, Inkontinenz

Jadebambustee

Zutaten: 10 g Rhizoma Polygonati officinalis (D)
Zubereitung: 10 Minuten lang abkochen und morgens und abends auf nüchternen Magen einnehmen. Die Menge reicht für 1 Tag. Die Kur mindestens 10 Tage lang fortsetzen.
Anwendung: Bei Impotenz mit trockenem Mund, trockenem Stuhl oder trockenem Husten oder Sodbrennen wird speziell dieses Stärkungsmittel empfohlen, da es nicht austrocknend wirkt.

Sehr wirkungsvoll beim Schwinden der Yin-Kräfte ist das Rezept »Kaiserliche Schönheitskur« auf Seite 55.

Himbeerpulver

Zutaten: unreife Himbeeren (aus dem Garten)
Zubereitung: Die Himbeeren werden in einer warmen Pfanne trocken geröstet (die Wärme stärkt das männliche Yang), mit einem Wiegemesser pulverisiert und noch einmal zum völligen Trocknen auf einem Tuch ausgebreitet. Nehmen Sie von dem Pulver täglich 1 Teelöffel auf nüchternen Magen ein. Die Kur möglichst lange fortsetzen.
Anwendung: Bei Impotenz, nächtlichem Samenerguss und Inkontinenz helfen unreife Himbeeren.

Da Frauen eher Yin-betont sind, ist schwaches Yin meist die Ursache für ihre Wechseljahrebeschwerden wie z. B. Hitzewallungen. Da Männer eher Yang-betont sind, ist schwaches Yang meist die Ursache für z. B. Trübsinnigkeit und nachlassende Potenz.

Yin-Kräfteverlust im Alter

Rabenkopftee

Zutaten: 8 g Rhizoma Polygonati multiflori (D)
Zubereitung: Die Wurzel wird für 10 Minuten in 1 Tasse Wasser gekocht, abgeseiht und der Tee heiß getrunken. Sie können die Wurzel mehrmals auskochen und so im Lauf von 2 Tagen mehrere Tassen des Tees trinken. Nehmen Sie jeden 2. Tag eine neue Dosis von 8 Gramm, und setzen Sie die Kur so lange fort, bis die Beschwerden nachlassen.
Anwendung: Wenn im Alter die Yin-Kräfte schwinden, kommt es zu schlechtem Gedächtnis, schlechtem Schlaf, Nachtschweiß, innerer Unruhe, glanzlosem, welkem Teint und vorzeitigem Ergrauen der Haare oder Haarausfall. Geheimwaffe dagegen ist dieser Tee.

Impressum

Redaktion:
Constanze Lüdicke,
Dr. Marion Onodi
Projektleitung:
Nicola von Otto
Redaktionsleitung:
Dr. Christiane Lentz
Bildredaktion:
Gabriele Feld
Produktion:
Manfred Metzger (Leitung),
Annette Aatz,
Dr. Erika Weigele-Ismael
Umschlag:
Till Eiden
Layout:
Wolfgang Lehner
DTP/Satz:
Mihriye Yücel
Druck:
Weber Offset, München
Bindung:
R. Oldenbourg, München

Printed in Germany
Gedruckt auf chlor- und säurearmem Papier

ISBN 3-7787-3863-1

Über die Autorin

Christine Li studierte u. a. traditionelle chinesische Medizin in China und war als Ärztin in Peking tätig. Heute leitet sie eine Praxis für traditionelle chinesische Medizin im Hamburg und lehrt zu diesem Thema als freie Dozentin an verschiedenen Institutionen.

Bezugsquellen für rückstandskontrollierte Kräuter

Leonardo-Apotheke, Mittelweg 30, 20148 Hamburg, Tel. 040/45 65 09
Zinnoberfluß-Kräuterdienst für chinesische Heilkräuter,
Tel. 040/45 03 93 44; über das Internet: www.zinnoberfluss.de

Literatur

Cavelius, Andrea-Anna und Alexandra/Wu, Li: Praxisbuch chinesische Medizin. Ludwig Verlag. 2. Auflage, München 1999
Zittlau, Jörg: Erfolgreich abnehmen mit Pu-erh-Tee. Ludwig Verlag. München 1999

Hinweis

Das vorliegende Buch ist sorgfältig erarbeitet worden. Dennoch erfolgen alle Angaben ohne Gewähr. Weder Autorin noch Verlag können für eventuelle Nachteile oder Schäden, die aus den im Buch gemachten praktischen Hinweisen resultieren, eine Haftung übernehmen.

Bildnachweis

IFA Bilderteam, München: 22 (Jochem); Mauritius, Mittenwald: 26 (Benelux Press); Südwest Verlag, München: Titel/Einklinker (M. Tunger), 2 (C. Kargl/U.S.), 3 (K. Newedel), 33 (C. Kargl), 40 (M. Nagy), 70 (J. Heller), 75 (S. Sperl), 90 (K. Vey); Tony Stone, München: 1 (L. Evans), 5 (N. Vedros), 6 (H. Tse), 14 (K. Anderson), 38 (G. Pease), 54 (V. Yee), 66 (L. Monneret), 76 (T. Latham), 82 (G. Braasch); Transglobe, Hamburg: Titel/Fond (N.N.), U4 (S. Ambuschowa), 12 (F. Grehan), 44 (M. Granitsas), 64 (Sipa/Le Lann), 81 (F. Chmura)

Sachregister

Rezepteregister